重返健康

六大典型心身疾病的心理干预实务

鞠强 著

复旦大学 出版社

内容简介

现代医学对待人类疾病的模式，已经从纯粹的生理模式转变为生理－心理－社会模式。许多慢性疾病，例如肥胖、糖尿病、高血压等，都是心理因素和生理因素共同导致的，并且心理因素往往占主导地位。这些慢性病被称为心身疾病。

在发达国家，心身医学形成了较成熟的诊断、干预方法，但在中国，心身医学才刚刚起步。作者经过长期的研究，总结出了某些特定心身疾病的心理干预方法。本书结构如下：

第一章，介绍心身疾病心理干预基本理论。第二章，介绍心身疾病心理干预三大工具：催眠潜意识调整、人本主义心身柔术、《情绪管理心理学》课程。第三章，介绍负面人格批判。第四章，详细介绍六大经典心身疾病心理干预实务。作者在书中详细阐明了造成这些疾病的心理原因及治疗技术路径。

本书对门诊医师，高校心理学、心身医学研究者，心理咨询师及有志于从事心身医学方向者提供了理论指导和中国化的技术手段。阅读本书亦会对心身疾病患者产生巨大启发。

心身医学的心理干预和传统医学的药物手术治疗并不冲突。作者反对仅用药物手术等传统方式应对心身疾病，也反对仅用心理学技术干预心身疾病，而是强调两者并行。无数案例证实，综合应对效果比只用一种方法明显更好。

前 言

　　1977年,乔治·恩格尔在《科学》(Science)杂志发表了《需要一种新的医学模式:对传统生物医学模式的挑战》一文,标志着现代医学模式从纯粹生理模式正式转变为"生物-心理-社会"模式。从"生物-心理-社会"的角度来看,许许多多以躯体症状表现为主的慢性疾病,例如,高频率感冒、糖尿病、高血压、高血脂、肥胖症、慢性炎症、心脏病、癌症、皮肤瘙痒、神经性皮炎、胃溃疡、十二指肠溃疡、肠易激综合征、偏头痛、红斑狼疮、部分紫癜、哮喘及失眠等,都是心理因素和生理因素共同导致的,这些疾病被统称为"心身疾病",民间通常笼统地称之为慢性病。上述许多疾病单靠药物进行治疗只能起到缓解或临时控制的作用,治疗效果差,且一旦停药非常容易反弹——这是因为在这些疾病的致病因素中,心理、社会因素占了相当大的比重,甚至是主导作用。要想提高治疗效果,必须在药物治疗的同时对患者进行心理干预。

　　2020年的中国已成为慢性病(心身疾病)大国。据我国首部《健康管理蓝皮书:中国健康管理与健康产业发展报告(2018)》显示,我国慢性病发病人数在3亿左右,其中,65岁以下人群慢性病占医疗资源负担的50%。我国城市和农村因慢性病死亡人数占总死亡人数的比例分别高达85.3%和79.5%,导致的医疗资源的负担已占疾病总负担的70%,且呈现逐年上升趋势。慢性病的就医需求量巨大,通过心理干预缓解心身疾病是比单纯用药更有效的方法。然而,在当今的中国,心身医学还远没有普及。目前,有一部分门诊医师在大量的实践中意识到心理因素会导致生理疾病,但他们大多缺乏专业的心理学知识及具体的干预手段。

笔者长期工作在心理咨询的一线，亲自干预了许多心理疾病严重的来访者。笔者发现，这些来访者往往是心理问题与心身疾病共生。在大量的实践以及长期的实证研究中，笔者总结出了针对某些特定心身疾病的实用性干预方法。本书选出六大典型心身疾病进行详细讲解，包括这些疾病的症状、造成这些疾病的心理原因，以及治疗技术路径。这六大典型心身疾病是：高频率感冒、胃溃疡与十二指肠溃疡、癌症、肥胖症、原发性高血压、不孕不育与易流产。

据笔者有限的了解，在本书出版时，国内心身医学领域虽有一些文献资料，但缺乏具体的中国化干预技术。心理学领域与自然科学领域不同，心理干预技术有很强的文化属性。由于西方文化与东方文化差异巨大，具体的干预技术无法直接照搬西方。本书是第一次明确写出针对中国人心身疾病的具体干预技术，旨在填补一部分国内心身医学具体干预技术方面的空白。笔者主观期望本书能对门诊医师，高校心理学，心身医学研究者，心理咨询师以及有志于从事心身医学的从业者提供全新的思路，为中国心身医学的发展贡献一份力量。

心身医学的心理干预和传统医学的药物手术治疗并不是竞争关系，而是同一条战壕的战友。笔者反对对心身疾病仅使用药物加手术的传统治疗方式，同时也反对仅用心理学技术治疗心身疾病。笔者赞成两者并行，因为其效果明显比只用一种方法更好。

最后，写作本书的初心在于将笔者多年的研究和实践总结与读者朋友们分享，"赠人玫瑰，手有余香"，笔者希望本书能够帮助更多的读者朋友远离心身疾病，重返健康，收获幸福人生！

鞠　强

2021年5月

目 录

第一章　心身疾病心理干预基础理论｜1

第一节　什么是心身疾病｜3

第二节　心身医学学术发展史｜6

第三节　理解心身疾病的关键：潜意识｜12

第四节　行为主义心理学：强化理论｜24

第五节　人本主义心理学：马斯洛需求层次理论｜32

第六节　认知心理学｜36

第七节　利己利他二元相对平衡论｜40

第二章　心身疾病心理干预工具｜45

第一节　心身疾病经典心理干预工具一：催眠潜意识调整｜47

第二节　心身疾病经典心理干预工具二：人本主义身心柔术｜63

第三节　心身疾病经典心理干预工具三：《情绪管理心理学》课程｜100

第三章　负面人格批判 | 103

第一节　指责型人格批判 | 105

第二节　控制型（无才型）人格批判 | 108

第三节　回避–拖延型人格批判 | 112

第四节　计较型人格批判 | 117

第五节　牛角尖型人格批判 | 121

第六节　面子至上型人格批判　125

第七节　焦点负面人格批判 | 129

第八节　攀比型人格批判 | 133

第四章　六大典型心身疾病的心理干预实务 | 139

第一节　高频率感冒的心理干预 | 141

第二节　肥胖症的心理干预 | 150

第三节　胃溃疡与十二指肠溃疡的心理干预 | 156

第四节　原发性高血压的心理干预 | 162

第五节　不孕不育与易流产的心理干预 | 169

第六节　癌症的心理干预 | 174

第一章

心身疾病心理干预基础理论

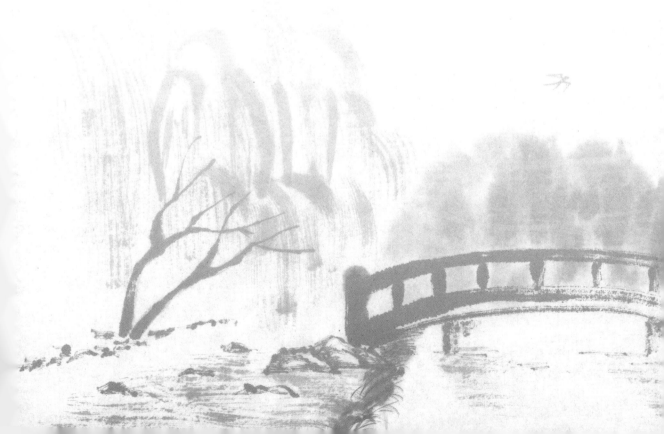

第一节　什么是心身疾病

一、认识心身疾病

> **心身疾病**：心理因素与生理因素共同导致的疾病，心身疾病以躯体症状表现为主要表现形式。

据国内相关调查数据显示，在综合性医院的初诊患者中，有近1/3的患者所患的是与心理因素密切相关的躯体疾病[①]。非精神科医师很少关注这些患者的心理因素，也很少把这些看成与精神心理相关。因此，患者往往接受的是躯体治疗，心理社会因素方面很少得到关注。

在许多慢性病中，心身疾病的比例非常高，但中国的患者主要接受纯药物治疗，心理干预非常少。形成这样状况的一个重要原因是对心身疾病的干预手段主要以欧美方法为主，无法直接应用于生活于中国文化环境的患者。对中国心身疾病患者，需要根据中国文化的特点，开发相应的心理干预工具。而本书主要就是探讨适合中国文化特点的心理干预具体方法，其中六大典型心身疾病心理干预方法讲得非常详细：高频率感冒、癌症、胃溃疡与十二指肠溃疡、原发性高血压、不孕不育、肥胖症。另外，还对其他常见心身疾病的心理干预做了概述性的描述，写得相对简单。

美国心身医学学会（Academy of Psychosomatic Medicine，APM）制定的心

---

① 资料来源：宫玲.心理社会因素对疾病影响的研究［J］.齐鲁护理杂志：上旬刊，2011（4）：41-43.

身疾病的分类如下。

（1）皮肤系统的心身疾病有神经性皮炎、瘙痒症、斑秃、银屑病（牛皮癣）、慢性荨麻症、慢性湿疹等。

（2）骨骼肌肉系统的心身疾病有类风湿关节炎、腰背痛、肌肉疼痛、痉挛性斜颈及书写痉挛。

（3）呼吸系统的心身疾病有支气管哮喘、过度换气综合征及神经性咳嗽。

（4）心血管系统的心身疾病有冠状动脉硬化性心脏病、阵发性心动过速、心律不齐、原发性高血压或低血压、偏头痛及雷诺病。

（5）消化系统的心身疾病有胃、十二指肠溃疡、神经性呕吐、神经性厌食、溃疡性结肠炎、幽门痉挛及过敏性结肠炎。

（6）泌尿生殖系统的心身疾病有月经紊乱、经前期紧张症、功能性子宫出血、性功能障碍、原发性痛经及功能性不孕症。

（7）内分泌系统的心身疾病有甲状腺功能亢进症、糖尿病、低血糖及阿狄森病。

（8）神经系统的心身疾病有痉挛性疾病、紧张性头痛、睡眠障碍及自主神经功能失调症。

（9）耳鼻喉科的心身疾病有梅尼埃综合征及喉部异物感。

（10）眼科的心身疾病有原发性青光眼、眼睑痉挛及弱视等。

（11）口腔科的心身疾病有特发性舌痛症、口腔溃疡、咀嚼肌痉挛等。

（12）其他与心理因素有关的疾病有癌症和肥胖症等。

以上各类疾病，均可在心理应激后起病、情绪影响下恶化，心理治疗有助于病情的康复。

以上是美国的主流观点，但是笔者发现还有一些心身疾病是美国心身医学学会未提到的，典型的如安全感不足导致的紫癜、高频率感冒、便秘、更年期综合征、化疗不良反应缓解、网瘾综合征、慢性鼻炎、慢性咽炎以及许多慢性炎症，心理干预的效果都非常好。当然，心身疾病还是处于前沿领域，争议还很多，一切都可以讨论、研究、否定及发展。

二、导致心身疾病的重要心理因素：
生存意义感和价值感不足

在各种各样导致心身疾病的心理因素中，笔者有一个重要的观点：

> 生存意义感和价值感不足是导致各种心身疾病的极其重要的心理因素。

在各类慢性炎症、高频率感冒、抑郁症、糖尿病、年轻人患癌症等心身疾病中，笔者都发现了心理因素的痕迹。笔者无法肯定欧美国家的人民是否也有如此共性，另外在文献查阅中，笔者也没有发现欧美同行强调此项，故这也许与东亚文化有特殊关系。

对心身疾病的心理干预，并不意味着否定传统药物治疗和中西医医疗方法，对心身疾病的心理干预与传统医学是战友关系，不是竞争关系，所有的药物治疗以及中西医治疗应该照常进行，再加上心理干预，经常会出现意想不到的效果。另外，需要明确的是，心理干预不使用任何药物和手术器械，不是属于法律上定义的医疗范围。

第二节　心身医学学术发展史

一、认识心身医学

什么是心身医学？在过去，"心身医学"这个词有两种含义：一种是单纯地把疾病理解成心因性的，通过心理治疗的手段去缓解与治疗疾病；另一种是把个体与环境看作一个整体，综合考虑患者的症状、心理与社会因素，给出整体的治疗方案。目前，学术界广泛认可后者，在本书中，心身医学的定义如下。

> **心身医学**：是心理学的一个专门领域，其从业人员通过专业知识，诊断复杂疾病背后的心理问题，并给出治疗方案。

心身的概念自古有之。

二、中医学的观点

早在春秋战国时期，一些哲学家就高度概括了形（身）与神（心）之间的某些关系，如荀子在《天论篇》中指出："人形具而神生，好、恶、喜、怒、哀、乐、藏焉。"

中国最早的医学典籍《黄帝内经》也有关于心理与生理关系的一些中医学理论。例如，"天人相应、形神统一""五神脏"以及"七情致病学说"。《黄帝内经》将情绪与五脏联系了起来："怒伤肝，喜伤心，思伤脾，悲伤肺，恐伤肾"，"人有五脏化五气，以生喜、怒、悲、忧、恐"。先秦医者已经认识到人意识（心理）与周围的环境和社会密切相关,且相互影响。过于激动的情绪会使身体产生强烈的反应,从而损坏身体器官,并影响身体功能。

这些观点充分表明,中医学存在一个基本概念,即人的生命过程是通过对身体和精神两个方面互相协调综合形成的,这个概念具有很大的指导意义。因此,要研究生活过程中的健康或疾病问题,我们不能忽视心理活动对身体的反馈作用,而应该综合考虑生理与心理的两个方面。同时,在某些情况下,心理对身体健康的影响会成为主要方面,而不仅仅是次要的、从属的。现代心身医学的主要内涵,即关注心理、社会和环境对身体健康的影响,与许多传统中医学思想观念有很大程度的相似之处。许多现代心身医学的治疗方案也受到千年中医学的启发。

三、西方心身医学的起源与发展

西方心身医学的起源可以追溯到古希腊时代。"心身"的英文为psychosomatic,这个单词由音节psych和音节soma组成。音节psych源于古希腊语词汇psyche,通常翻译为soul(灵魂)。在古希腊时代,它被认为存在于人类和动物中,但不存在于植物中。它位于心脏,其功能包括情绪和感觉(Huffman,2012)。音节soma是古希腊词根,通常被翻译成"body"(意思是"身体")。

希波克拉底(Hippocrates,公元前460—前370)可能是第一个将心理因素影响健康和疾病这一概念应用到临床的医师。希波克拉底是一位出色的临床医师,他详细描述了产后心理问题与结核病和疟疾的相关程度。在随后的几个世纪里,心理作用的概念发展缓慢。在古罗马时代,马尔库斯·图留斯·西塞罗(Marcus Tullius Cicero)明确承认了心理或行为领域的力量,专门强调了个人因素也会对疾病产生影响。中世纪时期,圣奥古斯丁(Saint Augustine)在其著作中探讨了心理影响,并开创性地将内省作为一种心理工具。17世纪,罗伯特·伯顿(Robert Burton)的《忧郁的解剖》一书专门探讨了心理问题。

其他17世纪的杰出人物,包括荷兰犹太哲学家、数学家、心理学家巴鲁赫·斯宾诺莎(Baruch de Spinoza,1632—1677),英国物理学家威廉·哈维(William Harvey,1578—1657)和托马斯·西德纳姆(Thomas Sydenham,1624—

1689），都在此领域做出了研究。

在斯宾诺莎众多重要的贡献中，最突出的是他对笛卡尔的精神与肉体的极端分离的批判。他假设精神和身体是相同的且不可分割的。他把生物的心理和生理的不可分割的概念称为"心理生理平行"。这一概念与许多当代思想家的整体观念相差无几。

哈维在《论心》（1628）中写道："每一种伴随痛苦或快乐、希望或恐惧的情感，都是一种内心情绪波动的原因。所有这些心灵的情感，如悲伤、爱、嫉妒、焦虑，能生百病，也能吞噬人类的身体。"如今，我们有确凿的证据表明抑郁会增加死亡的风险。

西德纳姆，被一些人称为英国的希波克拉底。据说他是第一个承认并描述歇斯底里症的人（1682），"歇斯底里"这个术语也一直沿用至今。他对歇斯底里症做了细致的研究，引导人们理解精神和身体之间的复杂关系。据他的研究报告显示，患者中的1/3有歇斯底里症。歇斯底里症是最常见的慢性病，由一些剧烈的精神错乱引起，并且在许多情况下表现为器官的生理疾病。西德纳姆或许是历史上第一个对心理疾病躯体化进行系统阐述的人。

不太为人所知的是18世纪德国内科医师格奥尔格·恩斯特·施塔尔（Georg Ernst Stahl，1660—1734），他在《维拉神医》（*Theoria Medica Vera*，1707）一书中综合了哈维和西德纳姆的心身假说。他认为存在一种生命力或灵魂将心理现象与生理活动动态地统一起来。这一概念与20世纪心身医学的观点非常接近。

19世纪，心身理论有了更大的扩展。1812年出版的美国第一本精神疾病教科书《精神疾病的医学调查与观察》（*Medical and Observations on The diseases of The Mind*）由本杰明·拉什（Benjamin Rush）撰写，他是美国精神病学之父，也是《独立宣言》（*Declaration of Independence*）的最初签名者之一。这本书的出版将精神病学定义为一门更正式的医学学科。作为费城学院（Philadelphia College）和宾夕法尼亚医院（Pennsylvania Hospital）的医学教授，拉什教授认为，精神疾病可以通过改变脑血管病理学而导致躯体疾病，从而将心身医学的概念吸收到更广泛的精神病学领域。

尽管上述先驱都对心身医学做出了探索，但心理和生理之间的区别与联系仍没有清楚地表达出来。因为要更深入地了解心理影响生理机制,首先需要更好地了解生理疾病。然而,直到19世纪中期,近代医学才开始普及。

目前,学术界普遍认为,"心身"(psychosomatic)一词是由德国内科医师海因罗斯(Johann Christian Heinroth)在1818年最早使用的。他在1818年出版了一本名为《精神生活的困扰》的教科书,书中海因罗斯第一次用"心身问题"一词来形容失眠。海因罗斯提出,在人们意识层面之外还有一个叫作"无意识"(unconscious)的东西,它影响了所有的行为和疾病。他还进一步提出了一套理论来解释为什么人的内心中会有相互矛盾与冲突的观念。事实上,这是精神分析的早期雏形,它早于西格蒙德·弗洛伊德(Sigmund Freud)的潜意识理论,且学术界认为弗洛伊德正是受海因罗斯的影响才发展出了潜意识理论。

在相对现代的时代,也就是在20世纪之交,人们对大脑内部运作方式有了进一步的了解,并由此发展出研究和影响行为的方法。例如,伊万·彼得罗维奇·巴甫洛夫(Ivan Petrovich Pavlov)研究了行为主义心理学;弗洛伊德运用自由联想的技巧发展了精神分析。此时,生物医学已经发展到可以认识到心理对机体功能影响的生理机制的程度,心理生理学领域应运而生。精神分析学家和心理生理学家从非常不同的角度开创了心身相互作用的研究,他们都对心身医学作为一个临床和学术领域的发展做出了贡献。

借鉴前几个世纪先驱者的工作,早期美国人对心身医学方法的探索是基于精神分析的。虽然弗洛伊德本人认为心理学不属于医学的范畴,且从未在他的著作中使用过"心身"一词,但他坚定地认为,在未来的某个时候,必须有一个生物学和心理学概念的全面融合。弗洛伊德鼓励他人使用精神分析的概念来阐明生理和人体内分泌与精神现象之间的关系。事实上,是费利克斯·多伊奇(Felix Deutsch),一个维也纳移民,也是弗洛伊德早期的学生,在1922年创造了"心身医学"(psychosomatic medicine)这个词。

尽管在当时的美国,有大批的科学家投入于心身医学这一领域的研究,但科学研究光有一腔热情是不够的,还需要有足够的资金支持。如果没有洛克菲勒基金会和基金会时任医学科学部的年轻主任艾伦·格雷格(Alan Gregg),心身医学的发展将与现在完全不同,甚至也许根本就不会有心身医学这一独立学科领域。在哈佛大学读书期间,格雷格接触了许多很有影响力的老师,使他对心理学、精神病学、精神分析产生了浓厚的兴趣。有一次，在克拉克大学听完弗洛伊德的演讲后，他还与弗洛伊德、荣格等人进行了面对面的交流，这次交流对他的触动非常巨大。种种因素使得格雷格成为心身医学领域有史以来最伟大的捐助者。从20世纪30年代初到50年代，他拨款1 600万美元的资金用于心身医学研究，占他所在部门全部款项的2/3。1935年，洛克菲勒基金会在麻省总医院、杜克大学和科罗拉多大学开设了第一批心身医学研究机构。

美国精神分析学家邓巴（F. Dunbar）对现代心身医学的发展做出了突出的贡献，1935年她出版了《情绪与身体变化》一书，将某些疾病的原因归因于特异的人格因素。在她的努力下，1939年，第一期《心身医学》杂志出版，确立了心身医学独立的学科地位；1954年，美国心身医学学会正式成立。它的目标是将躯体疗法和心理疗法结合起来。直到几年后，人们才认识到生物与环境之间关系的重要性。邓巴在她的心身诊断和治疗概要中，强调了对疾病的心身研究必须包括"生理和心理"技术的结合。

在这里我们还要提及一个人——阿道夫·迈耶（Adolf Meyer）。在19世纪末20世纪初，对心身医学做出贡献的人中，或许迈耶是最被忽视的一位。尽管被一些人认为是20世纪上半叶美国精神病学最重要的人物，他的名字在许多心身医学的重要历史中几乎没有被提及。1892年，迈耶从瑞士移民至美国，先后担任坎卡基州立医院病理学家，伍斯特州立医院研究、治疗和培训主任，纽约精神病学研究所的研究主任，后来成为约翰·霍普金斯大学亨利·菲普斯精神病学诊所的主任。迈耶一直在推动美国精神病学的发展，他是美国精神病学协会（APA）的主席，医学教育第一委员会的主席，精神病学能力标准和认证的有力倡导者，也是《心身医学》杂志的创始编辑之一。他对波士顿乃至整个新英格兰地区的心身医学发展产生了重大影响。他提出对家庭、法院、社区机构、诊所（药房）和医院这些人群在心理问题发生前要进行预防性干预。

1977年，乔治·恩格尔（1913—1999）在《科学》杂志发表了让他享誉世界的论文《需要一种新的医学模式：对传统生物医学模式的挑战》，正式提出了"生物-心理-社会医学模式"。这一模式有两个转变方向：一种是医学研究对象宏观化，注重社会宏观状况对全体社会成员健康的普遍影响，由此诞生"医学社会学"；而另一个方向是个体研究的系统化，即从生物、心理、社会角度全面系统地诊断患者个体。"生物-心理-社会医学模式"将心身医学的理念融入临床实践中,从而使得心身医学在世界范围内开始有了广泛的影响力,并且蓬勃发展起来。

今天,心身医学的主要研究目标之一仍然是探索心理、行为和社会因素如何影响疾病的生物学机制。随着功能性神经成像的出现,加上遗传学和神经科学领域的更大成就,心身医学的研究人员能够更好地探索心理、大脑和身体之间的关系,以及它们与疾病之间的关联。从调查社会心理对疾病的影响,到行为医学对治疗疼痛的贡献,再到神经免疫学激动人心的发展,心身医学作为一个整体,强调跨学科合作,将对未来产生深远的影响。

第三节 理解心身疾病的关键：潜意识

一、初识潜意识

潜意识是弗洛伊德提出的理论，在全世界范围内有巨大的影响力，但在学术界存在巨大的争议，主要是学术界认为弗洛伊德夸大了性本能的作用，同时认为弗洛伊德关于梦的解析有很大的随意性。对于上面两点，笔者也是十分同意的，但潜意识现象是客观存在的，而且笔者经过长期的管理心理学学术研究以及实践后确认：潜意识是理解心理现象的关键。

当然，本书讲的潜意识理论和弗洛伊德的已经有了很大的不同，你可以认为是笔者独有的理解。潜意识的定义也有几十种，众说纷纭。当然这种众说纷纭是社会科学领域的正常现象，政治学、经济学、军事学、社会学、管理学等领域都是众说纷纭、各抒己见的。本书是为了解决实际问题，不是做基础理论争论，列出几十种争议是没有必要的，为便于沟通和学习，我们选择一种认可的定义，如下所示。

> 潜意识：就是影响人的心理、认知、情绪、行为，但自己不知道的心理活动。

潜意识的功能包含：控制或者影响基本生理功能，如心跳、呼吸、血压高低、血糖水平、肠胃蠕动速度、新陈代谢快慢，包括白细胞生产速度在内的免疫力升降、脑动脉的扩张收缩、副交感神经功能的强弱、汗腺的分泌等；特别是控制或者影响情绪反应、记忆、习惯性行为、说话时的舌头口腔配合，无意中的肢体动作，创造梦境、直觉、默契记忆等；决定人的基本行为模式，或者说决定人的总体心理反应方式；

决定人的性格或者人格特征,如内向外向、悲观乐观、归因朝内朝外、行动人格还是回避人格等人格特征,诸如我们日常生活中所说的人的本性、本质或者灵魂等。

谈及潜意识是不可以说"我觉得什么是对的",或者说"我觉得什么是不对的"。因为当个体在说"我觉得"时,实际是在表达自己的意识而不是潜意识。潜意识是个人难以察觉的。

潜意识有基因带来的,也有后天形成的。后天形成的潜意识主要是在青少年时代,成年人形成新的潜意识也是有的,但比较少。

分析潜意识的工具有催眠潜意识分析、房树人图画潜意识分析、沙盘潜意识分析、笔迹潜意识分析、无意识肢体动作潜意识分析及罗夏墨迹潜意识分析等。

"一见钟情"就是潜意识现象。潜意识中早有喜欢对方的形象或者气味或者其他特征的信息,只是自己不知道,比如对方有局部形象或者气味像你早年的邻居大哥哥大姐姐、父亲母亲、老师等,而这些人又给你带来了正面的情绪体验,比如对你很好,这些信息都存入了潜意识。因此,在你遇到合适的对象时,就一见钟情了。一见钟情的人常常觉得自己说不清为什么会狂热地爱上对方。

一见就讨厌,也是潜意识在起作用。比如,你在上小学时遇见了一个很不对眼的班主任,经常公开批评你,你的情绪体验极其负面,再加上可能这个老师鼻子很大,你成年后,就很可能会不知不觉讨厌鼻子大的人。

二、潜意识是如何形成的

潜意识主要来自以下四个方面。

1. 基因里携带的潜意识

比如,在年轻男性中畅销的不少品牌小车尾部是圆形丰满的,它满足了男性对另一半的审美观念,当然也有不是这种类型的畅销年轻男性车,也许里头含有更强烈的其他潜意识需求满足。

又比如,人们喜欢熊猫,是因为熊猫的两个黑眼眶显得眼睛很大,就像孩子一样。你注意观察会发现:孩子的眼睛普遍偏大。大眼睛会让人本能地分泌激素,从而产生喜爱的感觉,这样,孩子能获得成人更多的照顾。实际上,熊猫的眼睛本身不大，只是因为眼睛旁边的毛是黑的，看起来像两个大黑眼睛，让熊猫看起来像个可爱的孩子。如果把熊猫大眼眶涂白，你就会觉得熊猫不那么可爱了。

2. 外界反复多次的信息暗示和明示

外界对个体反复多次信息暗示或明示输入，会沉淀在人的潜意识里。特别提醒，青少年时代是形成潜意识的高峰时代，成年后潜意识虽然也是可以改变的，但速度比较慢，难度比较高，潜意识吸收的信息量比较小。

比如，小时候受到更多的安全防范教育，长大以后就对人的疑心病比较重，容易对他人产生戒备心理。

又比如，有统计学资料显示，父母离婚的单亲家庭，他们的子女在成年结婚后，离婚率也高于社会平均数。可能是因为他小时候反复被暗示，离婚也是一种可以接受的生活方式，所以对离婚的接受度偏高，在婚姻遇到挫折的时候，单亲子女比非单亲子女更倾向于选择离婚。

再比如，有一段时间我国的青少年对高中学的矛盾论哲学理解不全面，误认为"凡事充满矛盾"，不存在对立和统一。他们就在网上按此想法表现，喜欢骂人、发牢骚、产生对立情绪，容易用对立的观点来看待这个世界，斗争性会比较强。当然，这是有一定概率的，但不是绝对的，全面理解了，就能正确对待。

3. 创伤在潜意识中的沉淀

在早年经历了一些创伤性事件以后，受害者可能并没有遗忘这段历史，只是由于人类心理的保护机制，这些创伤性记忆被压抑到了意识层面以下，变成了潜意识，潜移默化地影响着一个人的行为和情绪。

比如，因为父母一方出轨而导致离婚家庭的孩子，成年后在感情生活中常常对另一半疑心病过重。统计学资料还发现，单亲子女容易早恋，原因可能是家里缺了一个人，有爱的缺乏感，容易产生补偿反应。这都是青少年时代因为创伤形成的潜意识在起作用。

又比如，父母离婚的单亲子女普遍潜意识安全感不足，导致潜意识指挥个体储备粮食，防止粮荒，进食远远超过个体热量需求的食物。所以，有统计学资料显示，单亲子女的平均体重超过了社会平均数。

还如,成年紫癜患者经常有一个满是创伤的童年,导致防御性过高,潜意识指挥产生血小板抗体,消灭血小板,血小板减少便形成紫癜。

4. 意识中的矛盾进入潜意识

意识中的某些东西和社会教育或者社会暗示相矛盾,产生纠结与痛苦,这些纠结与痛苦看似消失了,实际上是被大脑移进了潜意识。

比如,社会向我们暗示,有破坏欲是件坏事,所以一个破坏欲比较强的人,就和社会暗示相矛盾,于是,破坏欲就被移进潜意识,矛盾看似消除了。特别喜欢玩保龄球的人,可能潜意识破坏欲就很强,把那整整齐齐的瓶子砸得东倒西歪,感觉很爽,人的意识会真心认为玩保龄球只是为了锻炼身体,或者娱乐,或者其他社会认可的目的,在意识层面,他并不认为自己破坏欲很强,而把破坏欲藏在潜意识里。

特别要说明的是,一个人对外界的总体心理反应模式、性格或者人格特征性质(是内向外向、悲观乐观、归因朝内朝外、行动人格抑或回避人格、胆大还是胆小,思考者还是行动者,等等),是由潜意识决定的,而意识只是增减了这些特征的数量。

请读者思考一下:为什么秦始皇、朱元璋、朱温、张献忠、成吉思汗都大肆杀人或者大杀功臣? 为什么刘秀、李世民、赵匡胤都比较宽容?

秦始皇、朱元璋、朱温、张献忠早年都过着动荡不安的生活。秦始皇早年被秦国送到赵国作为人质,导致颠沛流离;朱元璋小时候讨饭,穷到极点;朱温是遗腹子,随母亲在富人家做佣人长大;张献忠长期受人欺压;成吉思汗幼年时代长期受人追杀而东奔西走。他们潜意识中安全感严重不足,所以怀疑心强,杀人多。刘秀、李世民、赵匡胤青少年时代生活条件优越:刘秀是富家子弟,而且是太学生,曾经学习了大量孔孟之道;李世民是贵族出生;赵匡胤出身于将军之家。他们安全感很足,故怀疑心小,比较宽容。

请读者思考一下:为什么中国单亲子女长大后喜欢指责别人?

中国的离婚文化是不成爱人就成仇人，离婚者互相之间频繁过度指责，子女受到大量重复暗示，长大后喜欢指责人，心理学称为归因朝外。其他国家这样的现象就比较少，可能是因为其他国家的离婚文化与我们不同：不能当爱人还可以成为朋友。

请读者思考一下：冒着杀头危险去贪污，况且几亿、几十亿、几百亿元巨款根本用不完，却还去贪污的官员是什么心理？

笔者查过他们的忏悔书，这些人中大多数都写道："我生长在一个极其贫穷的家庭，我妈临死的时候想吃一个馒头，没有吃上，死了。共产党把我培养成了干部，我本来应该好好报答党的培养，但是，我没有加强马列主义学习，没有加强世界观改造，滑入了贪污受贿的泥坑……"

其实他们贪污和世界观改造关系不大，主要是青少年时代极其贫穷的经历，在潜意识深处留下了创伤，成年后在潜意识的指挥下无法自控地疯狂捞钱，即使冒着杀头的风险也在所不惜。

因此，笔者所管理的很多公司，从来不让青少年时期有极其贫穷经历的人去管钱和从事采购，否则风险相当大。如果让他们去管钱或采购，这也是变相折磨人，他们会整天在内心进行激烈的斗争，贪欲和良知交战是非常痛苦的。

当然，青少年极其贫穷是相对于周边环境而言的，如果大家都很贫穷，创伤反而小了些，成年后贪污倾向会相对下降一些，但是极度贫穷经历总是会造成某些心理创伤的。

请读者思考一下：为什么在中国随母亲长大的单亲家庭女孩，找年龄比自己大很多的对象，或者看起来面相老成的对象数量，比社会平均数高得多？

女孩潜意识深处有创伤，觉得生活中缺了一个成熟的男人，而且随母亲生活的女孩与父亲来往越少，发生上述现象的概率越大。

请读者思考一下：为什么其父母有指责型人格的领导,特别喜欢下属拍马屁?

这些领导在青少年时代受到父亲或者母亲的过多批评,潜意识自我价值感严重不足,做了领导后,就需要大量的"马屁"来弥补潜意识深处自我价值感不足。

与这种领导相处,下属要是提出不同意见,就相当危险,领导会不知不觉反应过激,这种反应是无法自控的。如果确实有必要提出不同意见,必须特别注意方式方法,领导才可能采纳不同意见。

特别要注意,情绪是由潜意识主管的,笔者的实践表明,意识层面的调整对情绪的影响比较小。潜意识调整,主要方式之一是催眠,对情绪影响很大。比如,失恋痛苦是情绪问题,所以是潜意识管理的,你对失恋者进行思想教育常常没有用的,你和他说:"天涯何处无芳草,何必单恋一枝花?"他会说:"老师,道理我也懂的,可我就是痛不欲生,我就是难受,控制不了。"这是因为思想教育是在意识层面沟通,而不是在潜意识层面沟通。而催眠,由于直接在潜意识层面进行沟通,因此在调整失恋的负面情绪上,与同等强度的谈话相比,催眠比谈话见效更快。请注意,不是因为催眠忘记了前女友,而是在潜意识层面建立了正确的人生观和爱情观。

在实践中我们会发现,各类心理问题,或多或少有潜意识的问题。

三、催眠是调整潜意识的有效手段

催眠是个让人误会的词,这个词是民国时代学者翻译的,后来学术界相沿成习,许多人望文生义地认为催眠是催人入眠的意思,这个误会很大,催眠的本质是潜意识沟通。如果翻译成潜意识沟通,可能更为贴切。当然,和所有社会科学一样,催眠的定义也有百种以上,都大同小异,做文字争论不是本书的目的,我们定义如下。

> **广义催眠**：个体间的任何方式的潜意识沟通。
> **狭义催眠**：仅关闭意识或者一定程度关闭意识，使得潜意识更加开放，治疗师与被催眠者进行潜意识沟通，从而改变错误的潜意识，达到心理调整目的的心理疗法。

比如，极其全神贯注地看电视时意识停止思考（检阅停止），女性看过都教授电视剧后，炸鸡腿和啤酒便非常畅销。

直接接触对方皮肤，可让信息更加直接地与对方潜意识沟通。比如，夫妻睡觉时相互交流的信息非常容易进入对方的潜意识，即民间说的"枕边风"对人的影响很大。

还有一种常见的潜意识沟通现象叫作"暗示"，笔者也把它归入广义催眠的范围。暗示是指关闭意识检阅作用或者绕过意识检阅作用，让信息直接进入潜意识的过程。其对潜意识的影响比明示的效果要好，但其沟通成本比较大，只有当需要说服一些难说服的对象时，才使用暗示的方法。

比如，为了哄小孩子睡觉，直接跟孩子说："宝贝，你要睡觉了"，这就是属于明示，暗示是什么呢？可以给他讲故事，比如，给他讲动物睡觉的故事：小鸭子开始犯困了，它困得眼睛都要睁不开了，全身很沉重……孩子潜意识接收到小动物睡觉的暗示，就容易入睡。

催眠可以粗分为两类：被动催眠和自我催眠。

笔者发展出了一套自我催眠技术，看上去有点像太极，但和太极完全不同，可应对由共性潜意识错误导致的情绪问题。

笔者在对人实行集体催眠时发现：大约有20%的被催眠者自我感觉是朦胧，80%左右的被催眠者自己感觉睡着了，但实际上没有睡着，还在和我沟通。

几十年来，笔者用过许多方法调整人的情绪，有运动疗法、认知疗法、光照疗法、正念疗法及存在主义心理学……最后偏爱催眠，是因为仅仅就情绪问题——不是针对其他心理疾病而言，催眠在调整情绪方面的，效果是最好的。

通常，人们对催眠的认识有以下六个误区。

误区一：催眠就是睡眠。

睡眠是潜意识与意识双关闭，是无法进行潜意识沟通的；催眠是只关闭意识或者一定程度关闭意识。

误区二：催眠可能醒不来。

催眠不是睡眠，因此根本不存在醒不过来之事，虽然催眠解除一下更好，但不解除会自动消失的，只不过朦胧一会儿。

误区三：催眠以后，催眠师想让被催眠者干什么他就干什么。

这是流传最广的误区，催眠时让被催眠者做对自己不利的事情，这样的指令是无用的，是绝对做不到的。比如，叫他交出银行卡或者手机或者密码是绝对不可能成功的，如果可以做到，那心理学教授们岂不发财太容易了？欧美至少有10万名从事心理学研究的人会催眠，那岂不是天下大乱？

潜意识是你自己的潜意识，当然会保护你自己，就像你的手天然会保护你一样，任何对你不利的指令都不会执行。

误区四：催眠可以让人说出不愿意说的隐私。

这也是个流传很广的误解，如果说出隐私对被催眠者不利，他就不会说，原因和上面一样。催眠时，被催眠者之所以会说出隐私，是因为他知道这些话说出来，就会有利于治疗。

误区五：文化程度低的人，容易被催眠。

这正好搞反了。总体而言，教育程度越高的人，越容易被催眠。因为这些人的想象力更丰富，对先进科学技术理解力强，所以容易进入催眠状态。当然，假定这个人虽然文化程度高，但喜欢钻牛角尖，或者老想研究催眠是什么，那么进入催眠状态要难一些。

当今，催眠也存在被人为妖魔化的问题，人们总是觉得这是妖术、邪术。事实上，许多西方先进科学技术或者文明，在引进中国初期时都会被妖魔化。

清末民初电灯被引入我国时，引发了社会的轩然大波，大家觉得灯不添油，居然可以点亮，其中必有邪气，以现在的观念来看，你会觉得非常荒唐。当时，袁世凯在北京引入自来水，大家都知道：水往低处流。结果大家却发现水居然往高处流，民众以为中邪了，或者是妖术，于是市民抵制自来水，称其为"洋胰之水"，认为有毒。

中国第一条铁路也曾经引发了大众的惊恐。1865年7月，英国商人杜兰德在北京建了一里左右铁路，结果历史记载："京师人诧所未闻，骇为妖物，举国若狂，几致大变！"大家发现没有牛马拉的火车居然会动，必然是邪气无疑。直到北京步军统领率领军队把铁路捣毁，社会才安定。

基督教传入中国初期，被中国老百姓称为"魔教""鬼子教""邪教"，义和团运动盲目排外，其爱国主义的体现是先把中国海军军舰凿洞沉了，割了军用电线，再口念咒语"刀枪不入、刀枪不入"，冒着枪林弹雨往前冲，当然被坚船利炮打得大败，很快溃散了。

中国广大人民群众有这样一个传统：凡是不理解的前沿科学技术，就懒得去理解，一概简单地扣上邪气、邪术，迷信，一切就了结了。反而，经常把迷信当科学，比如相信绿豆能包治百病。回想计算机技术刚引入中国时，也被认为是胡说，广大人民群众死也不相信机器比人脑计算快，推广这些技术的专业人员经常被认为是骗子。马云早期谈互联网史，也被人认为是骗子，有的人还被扣上封建迷信的"光荣称号"。

现在催眠技术刚传入中国十余年，是有个被妖魔化和慢慢去妖魔化的过程的，所以文化程度越高，催眠效果越好，也是这个原因，比如对博士学位的人催眠，容易产生惊人的效果。

误区六：催眠是万能的。

催眠经常被误会可以用于解决精神分裂症、提高智商，其实是没有效果的。

但是，催眠可以用于解决各类情绪问题，包括但不限于：失恋情绪问题、离婚情绪问题、感情纠葛产生的情绪问题、失业情绪问题、考试紧张情绪问题、失败情绪问题，等等；可以缓解或者解决网瘾、厌学、逃学、烟瘾、酒瘾、赌瘾、自杀倾向、抑郁症、焦虑症、强迫症、学习态度差、工作态度差、生活态度差及一切对个体有害的问题；可以解决或者缓解心身疾病，即心理和生理共同导致的疾病，比如慢性肠炎、慢性胃溃疡、皮肤瘙痒、心因性阳痿、糖尿病、高血压、顽固性头痛、心因性肥胖（这类肥胖占肥胖原因中的大部分）、部分免疫力过剩导致的紫癜、免疫力低下导致的炎症、类风湿关节炎、甲状腺结节、心因性虚汗及失眠等；还可以用于癌症心理干预，解除恐惧、延长寿命、缓解癌痛及减少癌症化疗反应；也可以降低饥饿感，加速新陈代谢、提高白细胞、淋巴细胞数量及迅速缓解感冒症状等。

四、意识的检阅作用

> **意识：**指我们自己知道的理性行为的心理活动，包括但不限于感觉、知觉、记忆、有意动作、逻辑、分析、计划及计算等。

谈到这里，笔者还要介绍一下，意识的一个重要功能：检阅作用。

所谓意识的检阅作用有两个。

第一个功能，好比意识就是门卫，意识会自动检查外部输入的信息，决定接纳它，还是放过它，进入人的潜意识，还是把它彻底赶出去。比如，领导号召员工要爱岗敬业，在表面上员工都是点头认可的，在实际上大部分员工脑子里的意识检阅功能在发动，他们大多数人检阅的结果是：领导的这些话是胡说，目的是诱骗我们为他升官发财卖命，结果这些敬业教育信息都被堵在潜意识的大门之外，根本没有进入员工的潜意识，毫无作用。当然，表面上他们装作认可，但这种企业文化教育没有用处。所以，高明的领导都是要先削弱下属的意识检阅作用，再进行组织文化教育，当然这不是本书的主题，这会在笔者其他管理心理学著作中详细介绍。

第二个功能，好比意识是门卫兼化妆师，对潜意识冒出来的信息进行检查，符合社会意识形态的就放出去，不符合社会意识形态的禁止，或者经过"化妆"美化以后才允许放出来。比如，喜欢打保龄球是满足了破坏欲，意识检阅作用检查的结果是"不符合社会意识形态"，于是就对这个信息进行化妆，变成了"打保龄球"是为了锻炼身体，或者变成了"打保龄球"是为了交际活动……总之，把潜意识"化妆"成了社会意识形态赞许的想法。注意，这种对潜意识信息外出的检查和"化妆"，个体在意识层面是不知道的，是不知不觉，潜移默化的。

五、重复内化也能够调整潜意识

如果不用催眠的手法，可以调整和改变人的潜意识吗？办法是有的，但是工程量非常浩大，要重复几千甚至上万次，主要是重复内化的方法。

> **内化**：外部的价值观被人高度接受进入人的潜意识并形成稳定的思想观念的过程。

心理学研究表明，重复的信息输入有助于观念的内化。重复的、多渠道、多方式的信息输入更加有助于观念的内化。

信息输入的渠道主要有五种：听、说、写、看及做。

听：通过声音接受外部信息以达到观念内化。这种听，可以是老师讲课，可以是看电视、听收音机，也可以是听父母唠叨，大量的"听"可以改变人的潜意识，形成观念内化。比如，怀疑程度比其他人高的人，其主要原因就是"听"的结果，因为他们在成长过程中，会受到父母大量的防范意识的教育，小心上当呀、小心吃亏呀、坏人很多呀等之类父母的唠叨，虽然他们听得很烦，但实际进入了潜意识，这种防范意识教育的强度要远远超过其他教育的强度，所以成人以后，比较容易怀疑别人。

说：个体在说话的同时，也强化了自己的意识。比如，教师的总体道德水平比其他职业的平均水平高，就是因为教师需要为人师表，经常教育别人，在教育别人的同时也强化了自己的道德意识。

写：让个体抄写规定的内容以达到观念内化。比如，笔者曾经给一群企业领导上口才训练课，有少部分人属于"土包子"型，只能在其管辖的下属面前侃侃而谈，一到当众演讲就结结巴巴。究其原因，原来他们潜意识深处都有这样一个观念："他人的评价很重要。"一般而言，越重视他人评价的人，当众讲话就越慌张。笔者就让他们抄写一句话："他人的评价不重要，我不是为别人的嘴皮子而活。"笔者让他们抄两万遍，直到大部分人晚上做梦都是这句话。两万遍抄完之后，效果立竿见影：很多人当众讲话再也不紧张了。注意，没有两万遍是起不了效果的。

看：通过文字图形接受外部信息，以达到观念内化。比如，和尚读经读多了，就会观念内化，进而影响情绪。比如，佛经中认为：劫难是报应，故有"是劫逃不过，逃过不是劫"的说法，假设一和尚背巨额现钞在宾馆睡觉，又假设另一普通人背巨额现钞在宾馆睡觉，他们两人的反应可能截然不同，普通人可能辗转难安，担心钱钞被盗，而和尚可能呼呼入睡，因为和尚认为"是劫逃不过，逃过不是劫"。该被偷掉的钱,看着也一定会被偷掉,不该被偷掉的钱,不管它也不会被偷。

做:通过动作来调整个体内心深处的意识以达到观念内化。现代心理学研究表明特定的动作会造成心理暗示,从而引发观念的变化或程度加深。比如,笔者的一个学生自卑感非常强,有社交恐惧症,笔者就让其每天站在学生公寓的阳台上对着过往的行人做挥手致意的动作。连续做三个月,这位同学就变得神采奕奕,举手投足之间充满领导风范,充满了自信,社交恐惧症消失了;又比如,人们开心的时候会不知不觉微笑,反过来,假装微笑也可以调整自己的心情,如果你不开心了,你使劲把嘴咧开笑,坚持20分钟,你就会发现你的心情有些改变了。当然,阴阳至极而换,走到了极端,事物可能走向反面或者解体,如果你的微笑是出于职业,整天强颜欢笑,过度了,反而会不开心的。

心理学流派有上百种,百家争鸣,这在社会科学领域非常正常。主流是三大派,即潜意识心理学、行为主义心理学、人本主义心理学,都有道理,尤其是潜意识心理学,是理解心理现象的一个关键工具之一,对理解本书内容尤其重要。

第四节 行为主义心理学：强化理论

一、认识斯金纳强化理论

心理学的三大主要流派中，行为主义心理学是其中之一。它研究的重点是外在的、客观的、可测量、可观察的行为，它反对潜意识学派（即精神分析学派）的理论，认为潜意识是不可观察的，因而是不可证实的。行为主义心理学又有很多分支，其中典型的是斯金纳的强化理论。

在心理学基础理论领域，呈现的是百家争鸣的局面，本书的任务不是参与基础心理学争论，而是将其进行实际应用。所以，本书对心理学的三个主流学派——精神分析学派、行为主义心理学派、人本主义学派的精华理论兼收并蓄，纠正青少年儿童不良行为，笔者主要运用行为心理学的理论。其中，斯金纳的强化理论最为实用，强化理论的核心是强化或惩罚，塑造了人的稳定行为与情绪，现用通俗语言简述如下。

强化： 当个体出现某种行为和情绪时，获得了好处或者远离了厌恶的事物，就会使这种行为或情绪趋向于重复。这种趋向，并不代表该重复一定出现，但有向这个方向发展的趋势，这就称为强化。"获得了好处"被称为正强化，"远离了厌恶的事物"被称为负强化。

惩罚： 当个体出现某种行为和情绪时，获得了坏处或者远离了喜爱的事物，就会使这种行为或情绪趋向于抑制。这种趋向，并不代表该抑制一定出现，但有向这个方向发展的趋势，这就称为惩罚。"获得了坏处"被称为正惩罚，"远离了喜爱的事物"被称为负惩罚。

上述的好处与坏处、厌恶与喜爱的事物，既包含物质的，也包含心理的。强化与惩罚两项加起来，统称为强化理论。

比如，

为什么我们会坐着听课？行为主义心理学认为：我们不是天生喜欢坐着听课的，是被强化或惩罚引导的。其实刚入学的幼儿园学生和一年级的小学生，经常会听一会儿课就站起来晃荡，这样是更舒服的。成人为什么不边听课边散步呢？因为小时候这样做会挨打挨骂，而坐着听课受到了鼓励，于是大家慢慢地都变成坐着听课了，也就是说：坐着听课是强化惩罚导致的，不是天生的。

再比如，

为什么有的孩子特别喜欢哭，大大超过社会平均水平？为什么独生子女普遍比我们有兄弟姐妹的上一代更爱哭？孩子哭是正常的，应该允许孩子哭，但哭得特别厉害就有问题。不愿上学就哭，不给买东西就哭，不顺心也哭……哭得呼天抢地，这样的孩子行为背后都有一个把强化、惩罚搞反了的父母和长辈，或者是特别溺爱孩子的父母和长辈。也就是说，孩子通过哭得到了许多好处，独生子女一哭，爸爸妈妈、爷爷奶奶、外公外婆、叔叔阿姨、舅舅姑姑、保姆抢着抱，立刻答应给钱给物、给吃给喝、给玩给出游的无理要求，于是孩子产生了一个概念：哭的好处太多了！按行为主义心理学的观点，哭得到极大的强化！

所以，独生子女比上一代更爱哭。

特别要提醒，孩子在社会平均水平之下的哭是正常的，孩子只能用哭来表达自己的要求，绝对不能去抑制，而应该给予爱和安抚。只是极端爱哭的孩子，父母长辈要反思自己的问题，要学会正确地运用强化、惩罚。

另外，父母对孩子哭而感到焦虑的心理也可能是对孩子行为的一种强化。很多人不理解，为什么父母的焦虑也会鼓励孩子哭？

因为有的时候，孩子哭是为了惩罚父母，这种现象主要是出现在五岁以上的儿童身上。父母一焦虑，孩子内心深处有不知不觉的满足感，这种满足感也是一种正强化，以后孩子就更爱哭了！又比如，假定孩子生气了，不吃饭，其目的就是为了惩罚父母，父母的焦虑，就会让孩子产生满足感，极大调动孩子不吃饭惩罚父母的积极性。在这种情况下，父母正确的应对方式是：照常吃喝，喜笑颜开，熟视无睹。

强化与惩罚不当，还会形成许多心身疾病，心理问题经常会演化成生理疾病，常见的有顽固性头痛、皮肤瘙痒症、顽固性胃溃疡、肠易激综合征、高血压、糖尿病、甲状腺疾病、心脏病、过度肥胖、乳房增生、不孕不育、风湿类病、代谢类病、红斑狼疮、免疫力低下、肩膀痛及腰痛等不适和疾病。这些都与心理状况有关系，并非纯粹的生理疾病，特别是有些怎么也看不好、搞不清楚生理原因的疑难杂症，绝大部分与心理因素有关。笔者经常通过心理手法使许多疑难杂症缓解或者消失，根本与用药无关。家长强化、惩罚不当，导致疾病的情况很多，举个例子：

> 一对家长来找我，他们的孩子经常腹泻，拉得一塌糊涂，已经4年了，医院治不好，化验检查细菌也没有超标，当然消炎药也是没有用的。那为什么这个孩子会老拉肚子呢？仔细调查后发现，这孩子如果拉肚子，对他有巨大的好处：考试成绩不好，父母就不会打骂他了，并且因为拉肚子，父母非常慌张，孩子有巨大满足感，所以就腹泻了。这种类型的腹泻，吃药自然是治不好的。

心理因素与生理因素共同致病，学术上称为心身疾病。上面这个例子，我用催眠调整，共进行了九次，腹泻消失了，还包括一些其他的心理问题也消失了，不必用药，前提是父母要配合。

行为主义心理学还认为：人的情绪也是被强化、惩罚导致的。

有人会说："我今天情绪不好，所以我不去上班！"行为主义心理学反对这种说法，他们认为，情绪与上班不是因果关系，上班与情绪才是因果关系，是上班的强化、惩罚导致了个体对上班的情绪体验。比如，上班老是遭到批评，所以上班的情绪体验坏了。

另外一种情况也会导致上班情绪不好,就是情绪不好却得到了领导的鼓励。比如,愁眉苦脸的人会被老板认为干活卖力,升了工资、提拔了职务,于是在公司形成了一种暗示:坏情绪有好处。那些受暗示强的个体,情绪就不好了。

对于强化惩罚与情绪的关系,笔者持有限支持态度,因为在实践中发现,潜意识与情绪的关系更大。

二、强化理论的其他注意事项

强化理论除了上述核心理论外,还有以下内容。

1. 强化、惩罚的方法要多样化

我们要特别注意不掉入一个调控个体行为的方法单一化的误区。心理学有个重要原理,即单一调控个体的方法边际效应递减,甚至效应为零,还有走向反面的可能。

比如,

在管理工作当中,许多领导调控下属行为的手段非常单调,除了表扬、批评、发奖金、罚款之外基本上没什么新的手段,这是一个很大的错误。因为用多样化的调控手段刺激个体,可以保持调控手段的边际效益最大。一般而言,我们把吃鲈鱼当作激励的一种:今天吃鲈鱼,可能感觉味道鲜美;明天吃鲈鱼可能感觉味道不错;后天再吃可能感觉味道尚可;天天吃鲈鱼,鲈鱼的激励作用在逐步下降,吃上一年的鲈鱼,吃鲈鱼就不是激励,可能变成一种惩罚了。比如,李某某犯了错误,可以对他惩罚道:"李某某,怎么搞的,又出错了,今天中午吃鲈鱼!"

又如,

很多父母,特别是母亲,用唠叨的方式来惩罚孩子,在孩子年龄小时,有一定的用处，经过多年，甚至十几年的唠叨，其边际效用越来越小，到了小孩初中或者高中，唠叨的作用可能像上面例子里的鲈鱼，变成了事物的反面，父母越唠叨，孩子的行为越逆反。孩子逆反的行为，除了青春期生理发育的原因之外，也和父母多年的唠叨有关系。

这就是所谓物极必反，重阳必阴，从激励因素反成为惩罚因素。所以，笔者再次提醒读者这个十分重要的概念：在强化、惩罚过程中，调控个体行为的手段必须多样化，以保持调控手段的边际效用最大化。

为保持强化、惩罚效果的边际效应最大，应不断地更新强化、惩罚的方法。除表扬、批评、发奖、罚款、拥抱、打骂这几种常用的强化、惩罚方法外，笔者在青少年行为纠偏相关章节中会举例很多实用有效的强化、惩罚方法。应特别强调的是，读者可以结合理论知识，创造出丰富多彩的强化、惩罚方法。

2. 分解复杂的行为，分别予以强化与惩罚

有时候，员工或者孩子或者调控对象的行为是复杂的，不能简单地对其实施强化或惩罚，而是应对他的行为进行分解，把一件复杂的事情分解成强化与惩罚方向明确的几件事，然后分别实施强化与惩罚。

3. 强化与惩罚应交替使用

强化与惩罚必须交替使用，只使用强化，是"老好人"的管理方式，这样的管理方式虽然鼓励了好事，但没有抑制坏事，导致好坏行为并存；只使用惩罚，是"大棒式"的管理方式，这样的管理虽然抑制了坏事，但没有鼓励好事，导致没有坏行为也没有好行为。多数父母的通病是：惩罚有余，强化不足，而行为调控的目的是要使坏事得到遏制，使好事得到继续发扬光大，所以强化、惩罚应交替使用。

4. 强化与惩罚应指向明确

用强化与惩罚调控行为的方向应与具体的行为相联系，以明确被调控人的行为导向。

比如，

孩子成绩下降时,将其严厉批评一顿,这是惩罚,这样的调控方向是对的。孩子成绩上升时,仍旧得到一顿严厉的教育:"不要认为考了第一名就了不起了,有什么高兴的,要再接再厉,继续进步!"这样孩子的行为发展就失去了方向!

5. 对理性程度较低者的调控应偏重强化与惩罚,对理性程度较高者的调控应偏重认知改造

理性程度较低者,主要是年龄较小者或者文化程度较低者或社会阅历较少者;理性程度较高者,主要是年龄较大者或者文化程度较高者或社会阅历较多者。工作实践表明:对前者的行为调控应更多地依赖强化与惩罚,对后者的行为调控应更多地依赖对其态度的改造。

比如,对1~3岁的孩子讲道理是没用的,他的脑子里没有道理;相反,孩子是通过强化与惩罚才建立是非观的,是非观即道理。

6. 强化为主,惩罚为辅

强化应占调控行为的80%左右,惩罚应占调控行为的20%左右,这是比较恰当的比例。既不可以只有强化,没有惩罚,也不可以只有惩罚,没有强化。所谓的纯粹的"快乐教育",是个没有实证基础的伪命题,这样教育出的孩子一定是毛病多多,优点突出,却喜欢胡作非为的孩子。所谓的"棍棒底下出孝子",也是一个没有实证基础的伪命题,纯粹的棍棒教育,一定教育出一个没有缺点,但也没什么优点、没什么创造力的平庸之人。

三、强化理论的错误使用举例

我们在生活中,存在很多对强化、惩罚理解的误区,导致了对强化、惩罚手段的错误使用,举例如下。

错误一:朋友叫你外号,你很不高兴。

人们叫你外号,你不高兴,不是对叫外号的惩罚,而是对叫外号的强化。因为人们叫你外号,潜意识目的就是让你不高兴,你一听外号不高兴了,对方有满

足感，这样就会调动对方叫你外号的积极性，你就难以摆脱这个外号了。你越不开心，大家越喜欢叫你外号。当然，他人叫你外号，你答应，也是对叫外号的强化，你对外号也难以摆脱了。你想摆脱外号，正确的做法是对这个外号没有反应。

错误二：恋人闹假自杀，你很紧张焦虑。

恋人闹假自杀，非常普遍，男女都有，女性为多，绝大部分的恋爱自杀都是假的，恋人闹假自杀的目的是惩罚你，让你难受，让你焦虑。如果你的恋人闹假自杀了，你非常紧张、非常慌张、非常焦虑，你的恋人会有很大的满足感，对方假自杀的行为就会得到空前强化，可能闹假自杀成瘾，经常干这个事。但是，万一对方失手，可能真的死了。

我有个研究生，年轻时非常帅气。他女朋友由于父亲出轨导致父母离婚，从小没有安全感，潜意识有创伤，对男人没有信心，经常闹假自杀，跳校中心的小湖，这小湖最深的地方也没人高。如果真想自杀应该去跳大湖，或者跳高楼，所以他女朋友跳湖是假自杀。他女朋友一跳湖，这个研究生就慌了神，拼命地把女友拉出来，不停地赔礼道歉，随后三五天，必是好吃好喝地伺候，殷勤地陪伴，结果，他女友闹自杀成瘾，经常闹自杀。我叫这个学生改变方式，改成：女友跳湖，立刻电话女友同寝室的同学，来把女友拉出来；男孩本人则悠然自得地拿出烟来抽，面带惬意的笑容，踱着方步，唱着欢快的小曲，慢悠悠地走开！他女友果然以后不闹自杀了，因为闹也没用了！

错误三：希望老公多做家务，却在他洗衣服不干净时批评他。

不少女性是希望老公多做家务的，但老公洗了衣服，假定没有洗干净，多数女性是会批评老公的，从行为主义心理学角度分析，就是老公洗衣服却得到了惩罚。那么，老公下一次还洗衣服的概率就会下降。所以，假定女性希望老公多洗衣服，那么看见老公没洗干净，也要装作没看见，应该给予老公鼓励。比如，老公洗衣服的时候，老婆显得非常幸福的样子，或者去亲老公一下，都是属于强化行为，口头明示表扬也是可以的，但暗示效果更好。

如果确实需要批评老公,请以一份批评配合五份表扬的比例实施,或者老公已经形成了稳定的洗衣服行为后,再进行批评。

再次强调:只要老公洗衣服就批评他,是绝对错误的夫妻相处之道。

错误四:孩子成绩上升,兴高采烈向父母报喜,父母批评他太骄傲。

有的孩子成绩上升了,显得特别兴高采烈,向父母报喜,不少父母应对方式错误,他们会批评孩子太骄傲自满了。从行为主义心理学分析,这是成绩上升却得到了惩罚,孩子下次成绩上升的概率下降。正确的做法是:父母也显得很高兴,并口头给予鼓励或者物质上给予奖励。

这里提醒一下,心理学研究表明:初中生与小学生,其潜意识的学习目的是让父母开心,那些所谓的学习对于个体前途的好处,他们是无法深刻理解的,即便孩子们嘴上说出一大套学习有什么好处,绝大部分也是鹦鹉学舌,而内心的潜意识学习的目的,主要就是为了让父母开心,尤其是小学生,这种现象特别明显。

第五节　人本主义心理学：马斯洛需求层次理论

一、人有自我完善的本能

人本主义心理学强调：人有自我完善的本能。

人本主义心理学的两位代表人物分别是卡尔·罗杰斯(Carl Ransom Rogers)和亚伯拉罕·哈罗德·马斯洛(Abraham H. Maslow)。

罗杰斯认为：心理治疗的本质是激活个体自我完善的本能，因此人本主义的治疗是协助性的，而不是纠偏性的。所以，心理咨询师是不能给咨询对象出结论、拿主意的，而是通过讨论让咨询者自己拿主意，甚至都不能称呼心理疾病者为患者，也不能称呼他为病人，只能称呼其为"来访者"。这个称呼现在得到了广泛的认同，当然很多心理咨询师口头称对方为"来访者"，心里仍旧把对方当作"病人"。但是罗杰斯的理论在东方遇到了巨大的挑战，在东方权威文化的暗示下，很多咨询者认为心理咨询师不出结论，是没本事、是忽悠、是混饭吃。罗杰斯的主张在东方不一定行得通，但他的理论对于心理疾病患者有强烈的安慰意义，因为每个人都不希望自己是病人。当然，本书任务不是参与理论争鸣，而是为了解决实际问题。那么，接下来让我们一起重点了解一下马斯洛的需求层次理论，因为笔者认为，这一理论可以用来解释许多心理学问题。不过，在正式开始讨论之前，先来介绍一下马斯洛的原生家庭。

马斯洛有一位非常霸道自私的母亲，她的行为完全是人本主义的反面，他母亲就类似于本书所讲的"控制型人格"与"指责型人格"的混合体。马斯洛自己坦言,他的人本主义学说是来自对他母亲行为的反抗,他虽然与父亲和解了,但他终身没有与母亲和解,最后他甚至没有参加母亲的葬礼。

二、马斯洛需求层次理论概览

1943年,马斯洛在《人的动机理论》一书中提出了著名的需求层次理论。在这一理论中,马斯洛认为人的需求可以从低到高分为五个层次,多数人是逐层发展的,如下图所示。

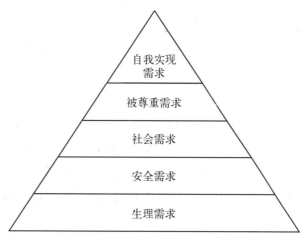

马斯洛需求层次理论

第一层次:生理需求。

在人的五种需求中,人的生理需求是最基本的、最优先的需求,它包括饥饿时想吃、干渴时想喝水、希望有栖身的环境、性需求和其他生理需求,简称吃喝拉撒睡的需求。这是一个人生存所必需的基础条件。马斯洛说:"一个人在吃都没有保障的情况下,其对食物的兴趣,将远远大于对音乐、诗歌、汽车的兴趣。"

第二层次:安全需求。

多数人在生理需求相对满足的情况下,就会产生安全需求,即保护自己免受生理和心理伤害的需求,包括人身安全、工作的稳定性、劳动保护、社会保险、稳定的婚姻关系、稳定的亲密社会关系、喜欢与熟人交往等，以保证自己免于危险、灾难和心理压力。

第三层次：社会需求。

多数人安全需求相对满足后，就会产生社会需求，又称归属和爱的需求，包括被别人爱、能够爱别人、被团体接纳、能够获得友谊，得到他人的关心，通俗地讲希望能够呼朋引类、成群结伙、吃喝玩乐、成双结对、花前月下、卿卿我我。

第四层次：被尊重需求。

多数人归属和爱的需求相对满足后，又会产生被尊重的需求。被尊重的需求可以分为两个部分：外部尊重和内部尊重。外部尊重包括获得社会地位和名誉，被他人关注、认可、推崇，比如追求主管、总监、副总、老总、讲师、副教授、教授、高工、正科、正处、正厅等各类头衔，喜欢掌声、鲜花、点赞等；追求各类名牌商品、漂亮的服装、美容等。内部尊重主要指个体的自我接纳，即完全能够接纳自己。

第五层次：自我实现需求。

多数人被尊重的需求相对满足后，就会产生自我实现的需求。马斯洛认为这是最高层次的需求，处于这一需求层次的人往往努力追求个人能力的充分发挥，感到人生充满意义，包括充分发挥自己的潜能。自我实现不是目标实现的意思，是潜在的画家去画画，潜在的音乐家去唱歌，潜在的政治家去竞选，潜在的企业家去经商……

马斯洛认为，人的需求有高层次和低层次之分。生理需求和安全需求属于低层次的需求，而社会需求、尊重需求、自我实现需求则属于高层次的需求。人的需求是从低到高依次排列的，只有满足了较低层次的需求，高层次的需求才会产生。人首先追求的是低层次的需求。为了生存，人首先需求吃饭、穿衣、住房，需要有一份稳定的收入，需要保证人身安全不受威胁，这时人往往追求的是这些较低层次的目标。一旦解决了衣、食、住、行问题，满足了生理需求和安全需求，人就会产生新的、更高层次的需求，想要与人交往，渴望得到别人的尊重，拥有一定的社会地位，希望能发挥自己的能力，实现个人的人生价值。这时最需要满足的就是这些高层次的需求，低层次的需求则相对处于次要的地位了。

那么，如何区别需求的高低呢？马斯洛提出了区分的一个基本的前提，即高层次的需求主要通过内部因素满足,如工作的趣味性、工作的意义、工作带来的社会地位等使人得到满足,而低层次需求则需通过外部因素,如报酬、合同、任职期等使人得到满足。根据这一分析,不难得出这样的结论:在经济繁荣时期,管理者应通过对较高层次需求的满足来激励员工,因为长期雇佣员工的大部分低层次的需求都已经得到了很大程度的满足;反之,在经济萧条或经济危机时期,由于员工的收入降低,安全没有保障,这时采取措施满足低层次需求将会更加有效。

那么,有没有人的需求不是逐层发展,而是跳跃式发展的呢?有的,但这类人比较少见,比如不少伟人常常是生理需求或者安全需求还没有相对满足,就发展到了自我实现的需求,但这类人很少,没有普遍意义。

笔者学术体系的哲学基础叫人本主义哲学,人本主义哲学和人本主义心理学有一定的关系,但两者不能画等号。本书的目的是实用而非追求理论的正确性,如需进行深度的理论学习,则要参考笔者的哲学类的论著。

第六节 认知心理学

一、认知心理学概览

认知心理学是20世纪50年代中期在西方兴起的、由美国心理学家阿尔伯特·艾利斯（Albert Ellis）提出的一种心理学研究方向，是作为人类行为基础的心理机制，其核心是信息输入和输出之间发生的内部心理过程。与行为主义心理学家相反，认知心理学家研究那些不能观察的人的高级心理过程，如信息的加工、存储、提取和推理。以信息加工观点研究认知过程是现代认知心理学的主流，可以说，认知心理学相当于信息加工心理学。

认知心理学把人脑看作类似于计算机的信息加工系统，输入同样的数据，不同的分析软件会分析出不同的结论。比如，同样的体重75千克、身高172厘米，美国人软件分析出来的结论可能是这个人比多数人瘦，而中国人编的软件分析出结论来是比多数人胖。认知心理学强调人头脑中已有的知识和知识结构（即认知）对人的行为和当前的认识活动有决定作用。这些已有的知识和知识结构（即认知），就好比计算机里面不同的分析软件。所以，同样的外部信息输入，不同的人会得出高兴、痛苦等不同的结论。认知心理学同时强调认知过程的整体性。现代认知心理学认为，人的认知活动是认知要素相互联系、相互作用的统一整体，任何一种认知活动都是在与其相联系的其他认知活动的配合下完成的。

认知心理学各流派纷繁复杂，观点也各有差异，本书只介绍主流观点，并关注其在情绪管理方面的应用，就不对各个流派观点做详细阐述。

> **认知心理学的核心思想：**人的情绪是由人的认知方式决定的，不同的情绪取决于看待问题的方式。
>
> **模式：**A（外部刺激）→B（评价方式）→C（情绪）。

由此可见，情绪不是由外部刺激直接形成的，而有一个加工处理的过程，也就是人们评价事物的方式。也就是说，面对同样一件事，不同的人看问题的方式不同，就会造成完全不同的情绪反应。

情境一：同一事件的两种反应。

高速公路汽车追尾造成交通堵塞，结果导致两个人没能及时赶到机场，错过了自己的航班。这两个人对这件事的情绪反应截然相反。一个人非常懊恼，心想："如果我能早点出发，不就能赶上飞机了吗？"另一个人却喜滋滋的，心想："幸亏我出发得晚，否则那些追尾相撞的车子里，可能就有我的车了！"面对同一件事情，不同的人看法差异是非常大的，这就是认知的不同导致的情绪反应不同。

情境二：老哭婆的故事。

这是个经常被人举例的经典老故事。传说古代有个老太太，她有两个女儿，一个女儿嫁给了洗衣店的老板，一个女儿嫁给了雨伞店的老板。每当天晴的时候，她就担心嫁给雨伞店老板的女儿生意不好、没饭吃；每当下雨的时候，她就担心嫁给洗衣店老板的女儿生意不好、没饭吃。老太太整天生活在痛苦之中。有一天，老太太遇到了个多年没见的老熟人，老熟人问她："老太太你两个女儿嫁到哪里去了？"老太太说："一个嫁给洗衣店老板，一个嫁给雨伞店老板。"老熟人惊叹道："老太太你家天天招财进宝啊！天晴，嫁给洗衣店老板的女儿家招财进宝；下雨，嫁给雨伞店老板的女儿家招财进宝。你太厉害了！不管天晴下雨，你们家天天招财进宝啊！"按现在的说法：他家现金流是不缺的。老太太听了，精神为之一振，观念彻底改变，从此生活在幸福之中！这个故事说明了，同一个人由于对同一个事情的看法发生变化，情绪就会发生变化。

情境三：婆媳矛盾中的懒媳妇。

周末，婆婆看到媳妇在睡懒觉，九点半，还没起床，于是心里想："懒媳妇，懒媳妇，气死我了，九点半还不起床！"那是因为婆婆观念是：媳妇应该九点前起床；如果她的观念是：媳妇平时上班很辛苦，周末可以多睡会，可以睡到十点，那九点半没起床自然也就不气了。所以，与其说是媳妇九点半没起床把婆婆气坏了，不如说是婆婆觉得媳妇应该九点前起床的观念，把自己气坏了。

情境四：晚回家的丈夫。

做妻子的常常会抱怨丈夫晚回家，丈夫一晚回家就会受到妻子的责怪："怎么回来这么晚啊！都几点啦？"这是妻子在脑海里有这么一个观念：好丈夫的标准就是要早回家。如果她的标准改为：好丈夫的标准就是要努力赚钱，把家撑起来，出去打拼。丈夫晚回家自然就不会受到这么多抱怨。在日本，就经常有老公早回家，老婆觉得老公没有出息而生气的例子，而且数量不少。所以本质上不是丈夫晚回家把妻子气坏了，而是妻子认为好丈夫就应该早回家的观念把妻子气坏了。

情境五：养鸡者的焦点。

一个养鸡的人，如果他关注的焦点在鸡屎上，那么他会感到非常痛苦，如果他的意识与潜意识的焦点在鸡生蛋上，他会感到很开心。所以，养鸡到底痛苦还是开心，很大程度上取决于他看问题的方式，取决于他的焦点在哪里。

情境六：逛公园者的焦点。

一个人到公园去，如果他关注的焦点在狗屎、枯枝、垃圾桶和废纸，那么，他就会心情沮丧；如果他关注的焦点在美丽的风景、悦耳的鸟鸣、潺潺的流水，他的心情就会很愉悦。

情境七：擦嘴把手纸擦破了。

嘴上都是油，拿手纸擦嘴，但纸破了，结果嘴上油没有擦干净，反而弄得一手的油。有的人会想："人倒霉了，喝凉水都塞牙，气死我了。"但是，还有的人会感到非常幸运："幸亏擦的是嘴！"所以，通过以上这些情景的讲解，读者在日常生活中，一定要少说"你气死我了"，因为其本质是"我自己的观念把我气死了"。

二、如何调整认知观念

笔者会建议自己的学生们牢记并时常阅读下面这段话：

人生气主要不是外部环境造成的,人生气主要是自己的观念造成的!我以后一定要少说"你气死我了",我知道主要是"我自己气死我了"!

笔者建议自觉有情绪问题的读者将上述话语打印三份,在床边贴一份,在卫生间镜子边贴一份,在办公桌上贴一份。每天见到默念一次,一天三次,空时再默默体会这四句话,坚持半年,个人情绪会有很大的改变。如果配合笔者独创的身心柔术,效果就更好了。这四句话中为什么用"主要"这个词呢?这是因为,少部分负面情绪与观念没有关系。比如,挨打了,没有饭吃了,没衣服穿了,生病了,累着了……但在生活中,这类和观念没有关系的负面情绪比重不大,大部分负面情绪与认知观念有关系。

特别要提醒的是:

人的认知和情绪要从根本上变化不仅要调整意识层面的认知,更重要的是要调整潜意识层面的认知。

比如,同样面对失恋,有的人会痛不欲生,甚至选择自杀,有的人难过几天就释怀了。之所以会有如此大的差异,最重要的原因之一就是人们对爱情的看法是不同的,有的人认为爱情是人生中最重要的东西,有的人却将爱情视为一场游戏。从这个例子中可以看到,一个人对爱情的看法不同会造成完全不同的情绪反应。因此,要想调整自己的情绪,就需要从意识层面到潜意识层面调整自己的认知。这时需要注意一点,意识层面的认知比较容易调整,潜意识层面则不然。譬如在失恋后,很多人觉得可以接受,但仍然觉得非常难受,就是因为在潜意识层面没有及时调整过来。具体关于潜意识的详细论述在本章第三节详细讨论。由认知心理学理论的衍生出来关于情绪调整的理论还有好多理论,分别是对错程度论、视角大小论、社会标签论、攀比论、风险放大论及他人评价重视程度论等。有情绪管理问题的读者建议学习情绪管理类相关课程。

第七节　利己利他二元相对平衡论

一、人生最重要的是做到阴阳平衡

二元相对平衡哲学是笔者学术体系阐述观点的重要基础之一,它的核心思想来源于中国传统文化,但又不完全相同,主要观点如下。

> **阳的定义**:强力的、动态的、向上的、亢奋的、开放的及积极的因素,称为阳。
> **阴的定义**:柔弱的、静态的、向下的、平静的、收敛的及保守的因素,称为阴。
> **阴阳互存**:阴阳都以对方存在为自己存在得更好为前提,谓:孤阴不生、孤阳不长。
> **阴阳可分,以至无穷**:世界上任何事物都可分为阴阳两类,而任何事物中的阴或阳又可进一步分为下一层次的阴阳两个方面。
> **阴阳转化**:阴或阳到了极高的程度,就向反面转化或者解体,所谓物极必反。

世界万事万物都是由阴阳两个元素构成,当阴阳两个元素相对平衡时,事物就稳定、协调、健康地运行。

用阴阳二元相对平衡的哲学指导社会管理,就是建设和谐幸福社会;用阴阳二元相对平衡的哲学指导组织管理,就是建设和谐幸福组织;用阴阳二元相对平衡的哲学指导人生管理,就是建设和谐幸福人生;用阴阳二元相对平衡的哲学指导健康管理,就是建设和谐幸福的健康身体。

那么,人生幸福最重要的阴阳平衡是什么呢?笔者认为是利己利他的相对平衡。

当利他的力量仅仅占到利己的力量在约20%以下，个体和环境就会存在严重的冲突，人际关系空前紧张，四处碰壁，个体会感觉到自己的运气非常差，进而影响到情绪，会感到非常痛苦。随着利他的力量占利己的比重逐渐上升，个体与环境逐步走向协调，自我感觉运气逐步好转，人际关系逐步改善，个人幸福感增加。当利他力量占到利己力量的40%左右，个体的心情是比较舒畅的。但是，当利他的力量超过利己的力量60%以上，个体的幸福度反而掉头向下发展，表现为责任过重，个体压力巨大，产生负面情绪，失眠比例开始上升，抑郁症、焦虑症、强迫症比例均开始上升。

也就是说，利他过低或者利他过度，都会导致个体幸福度下降。这里要特别说明的是：上面提到的20%、40%、60%都是经验数据，不是精确心理测量，虽然不准确，但是比没有数据更具有指导意义。笔者在大量接触了60岁之前得癌症的患者之后，就发现在利他程度太低、利己程度太高和责任心过重的两类极端人群中，年纪轻轻就罹患癌症的比例很高。读者们只要去查查资料就知道，年纪轻轻就罹患癌症与情绪有密切的关系。这两类极端人群都是活得很痛苦的人，潜意识觉得活着没劲、活着没意思，潜意识发挥作用，导致身体免疫力下降。因此，年纪轻轻就罹患癌症本质上往往是一种由于情绪不好而导致的慢性自杀。

二、人总是高估自己的利他心

由于社会暗示每个人都要做好人，都要讲良心，所以大多数人对自己的利他程度——是不是个好人、良心有多好——是高估的，大家总结自己为什么没有发财，为什么没有成功，为什么没有爬上社会高级阶层，总结来总结去，总是掉入一个荒谬的泥坑：我的良心太好了！

其实，大量的统计数字表明，绝大多数人对自己的利他心是高估的，真实的利他心往往比自己估计的值要低。许多人活在这个世界上感觉非常痛苦，各种麻烦缠身，其中一个重要原因就是因为自私过度，利他不足。当一个自私过度的人设法提高自己的利他心时，他会发现自己对社会的适应度增加了，人际关系改善了，帮他忙的人多了，机会增加了，情绪更加愉悦了，以及由心理因素导致的心身疾病都会缓解。由此观之，民间所讲的"多做好事"是有一定道理的，但"多做好事"并不是对所有人都有转运效果，对于利他过度的人，反而有雪上加霜的作用。

在这里特别要说明的是：从心理学的观点看，热爱自己的孩子，为自己的孩子做奉献，不属于利他范围，而是利己行为。

很多人自认为全心全意为孩子着想，是一种无私的表现，好像自己没有从中获益，从而要求孩子感激自己，这是错误的。实际父母在孩子身上收获巨大，是他们在潜意识里希望自己生命永存的外化行为，孩子满足了你潜意识里永垂不朽的欲望，是你人生价值的表现方式，是你活下去的理由，是你的希望、你的未来，是你生命存在的原因，也是你老来精神的依托和安全的保障。请不要把自己养孩子的行为打扮成雷锋式的行为，好像只对孩子好，你自己没有从中获得好处。孩子感恩你确实是应该的，但是你感恩孩子也是应该的。

生活中还存在许多现象，个体认为自己如何高尚、如何利他，实际是为了满足自己的需求，是自私心的体现。

比如，

经常有自己当年没考上好大学的父母，由于补偿心理的作用，强迫孩子接受超过其智力、可承受范围内超高强度的学习，给孩子造成无穷的痛苦、身体损害、心理疾病。这些父母在意识层面是真的认为自己是为了孩子好，是多么无私，实际上是一种非常自私的行为。其潜意识的出发点是为了满足自己的愿望，是补偿心理的体现。观察这类父母常常会发现，他们自己的人际关系也很紧张、自感运气不好，本质是利己-利他处于不平衡的状态。

又比如，

有的父母自己过去太穷，一生没有发财，于是把发财的希望寄托在孩子身上，根本不顾孩子的天赋秉性如何。比如，孩子天生数学能力差，硬逼着孩子去学金融，而金融对数学的能力要求是极高的，这种天赋能力要通过后天努力是难以达到的。笔者就遇到过许多因为这个问题得抑郁症的孩子，这些父母都举着我是为孩子好的大旗，实际上为了自己好，是为了满足自己的私欲，为了让自己贫困的灵魂解渴！

还比如，

有的父母事业有成，就逼迫自己的孩子继承自己的事业，也不管自己的孩子是否具有这种天赋秉性。为什么人们喜欢逼着自己的孩子继承自己的事业呢？是潜意识希望自己长生不老，是追求永恒存在的体现，是为了满足自己的私欲，而不是从孩子的角度出发替孩子着想，真正为孩子好。

又还比如，

许多指责型人格的人，在他们的潜意识中，关注的焦点就是聚焦于他人的缺点。大多数指责型人格的人是自我价值感低的，他们通过指责别人来获取价值感、自我认同感，来安慰自己的灵魂。这是极度自私的体现，但他们无一例外地都举着道德的大旗，声称：我批评你，是为了你好。

再还比如，

许多人有自己无数的细枝末节的规矩。诸如，毛巾怎么放，洗手以后甩手要甩3次，女孩呼吸不能太粗，擦手的纸要折三折等之类。这些生活中细小的规矩习惯都是个性化的，并不是社会公认的。但是，许多人却强迫自己的孩子、老公、老婆、恋人、亲友严格遵守，把自己个性化的标准当作世界真理，强迫他人接受，实际上是为了满足自我中心的需求。对孩子的教育中适度的清规戒律是需要的，太多了就是过度自私，只是这些人都打着为你好的旗号，没有意识到这是自私过度，这种类型的人也会和亲密的人关系紧张，冲突不断，运气不佳，情绪也容易变坏，身体健康也容易出问题。

又再还比如，

许多孩子坚决反对丧偶的父母再婚，理由冠冕堂皇，实际上都是自私的意识或者潜意识作祟，不是为了自己的面子，就是为了防止遗产外流。同样的道理，强迫纯同性恋子女结婚也是一种非常自私、不道德的行为，纯同性恋是基因行为，是天生的，是基因突变形成的，与左撇子、身材高低、眼睛大小一样，不是道德选择而是天生的，父母强迫纯同性恋子女结婚，不但让孩子痛苦万分，而且害了孩子的配偶，让孩子的配偶莫名其妙承担无穷的痛苦。很多父母之所以这么干，多半是为了面子，或者传宗接代的需要，来满足生命永存的心理。

这样的例子是不胜枚举的，对于高唱着无私，实际上却是自私的行为，是大家要分清的。

三、利己心有多大，利他心也要有多大

人的获得成就的欲望可不可以无止境呢？在这里笔者还说明一下，无论这种欲望如何修饰装扮，比如称之为事业心、进取心、责任心，多数获得成就的欲望隐藏在潜意识深处的还是自私（除了改造社会的欲望，不属于自私的范围）。笔者给出的答案是：获得成就的欲望可以很大，但要配合相应巨大的利他心。结合其他条件，人是可能成功的，而巨大的利他心，恰恰是巨大的成就实现的必要而非充分条件。

也就是说：你的利己的心有多大，你就应该心怀相应之大的利他心。

第二章

心身疾病心理干预工具

　　本章集中介绍笔者常用的心身疾病心理干预工具，带有明显的中国文化的色彩，更适合中国人的心理特点。还有一些笔者经常使用的心身疾病心理干预工具，是一种经过练习才会拥有的功夫，不是一种知识，无法通过书本学习学会，笔者就仅概括性地解释，没有充分展开。

　　本章主要介绍的心理干预工具有：潜意识心理学范畴的催眠、人本主义范畴的身心柔术、认知心理学范畴的《情绪管理心理学》课程。除了笔者所详细阐述的工具外，还有一些他人常用的心理干预工具有：森田疗法、内观疗法、音乐疗法、完形疗法、舞蹈疗法、运动疗法、意向疗法、宣泄疗法、存在主义疗法及书写疗法。笔者会根据来访者个性情况结合中国文化特点修改后，施用于来访者。

　　当然，还有许多比较小众的心理干预工具，名目繁多，上述是比较常见的，但每个心理干预老师都会形成自己的偏好，各种学术上的争议也非常多，这是学术发展在前沿阶段的必然现象，有兴趣的读者，可以仔细去了解。

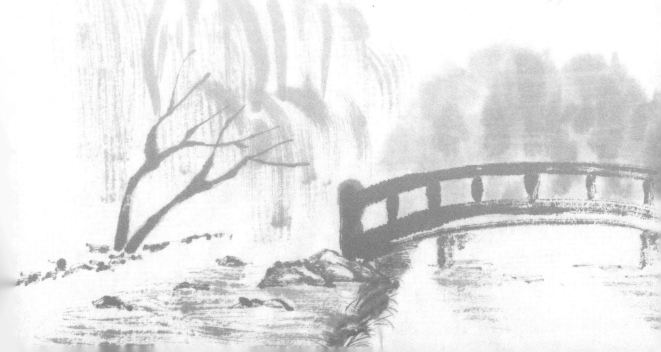

第一节 心身疾病经典心理干预工具一：催眠潜意识调整

一、催眠的历史

关于什么是催眠以及催眠与潜意识调整的关系，已在本书第一章做了介绍，在此不再赘述。

催眠的历史大致可以分为三个阶段。第一阶段为神学时期，第二阶段为磁气学时期，第三个阶段为科学时期。

1. 神学时期

人类早期把许多催眠现象用神或者仙来解释。

有的寺庙让虔诚的教徒进行类似集体催眠的祈祷，让他们凝视自己的肚脐，在单调重复的诵经声中，不久就会疲乏地闭上双眼，呈现催眠状态，在主持者的暗示和自我暗示下，祈求神灵帮助的人，就会出现催眠暗示性神灵，甚至能听到神灵的旨意，以此能获得心灵宽慰，从忧虑和烦恼中解脱。

2. 磁气学时期

对催眠状态的理解，逐渐从神力的影响转为天体星相对人体体液作用的影响，从而开始注意到物与物之间的关系。

维也纳医师麦斯麦，在上述理论指导下，系统地进行催眠术的研究，提出"动物磁气流体"学说。麦斯麦研究过神学、哲学和法律，以后从事医学的学习，毕业于维也纳大学。当时受到磁气治病的启发，也曾使用该法治愈了许多患者，影响极广。

施术时麦斯麦用手按法，即双手轻轻接触或稍离患者躯体，自患者头部顺下抚至足部，如此往复施行，使患者体内磁流畅通，达到治病目的。由于前来应诊患者急剧增多，个别实行通磁方法，已不能满足众多患者的要求。

因此，他创立了用"磁气桶"进行集体治疗方法：患者围着"磁气桶"就坐，在盛满磁铁屑的水桶中央插上一根发亮的金属铜棒，每位接受治疗的患者都接上一根通向铜棒的铜线，以提示磁气可通过铜线进到各位患者体内。当这一切安排就绪后，麦斯麦医师身穿黑色"催眠长衫"，手持一铜棒，低声念着单调重复的催眠语和治疗暗示语。患者在接受施术和治疗性暗示后，麦斯麦医师就暗示患者，治疗已结束，病已愈均可起立活动了。

麦斯麦当时可能是真心认为磁气桶是有作用的，但实际上是神秘的仪式起了暗示作用，提高了潜意识沟通效果。

3. 科学时期

19世纪后期1889年在法国巴黎举办了首届国际催眠学术会议，来自世界各地的代表就催眠及相关问题进行理论和实践两方面的探讨。

后法国南西医学院联系了生物界、法律界的学者共同对催眠进行研究，形成了催眠学的"南西学派"。这一学派学者认为：催眠状态是被施术者接受了施术者的暗示所致。这一理论的建立，改变了既往的施术方法，采用不同的暗示诱导便可令被术者进入催眠状态。

1949年，美国先后成立了临床和实验性催眠学会（the Society for Clinical and Experimental Hypnosis，SCEH）和美国临床催眠学会（the American Society of Clinical Hypnosis，ASCH）两大催眠学术团体。第二次世界大战后，美国医学之波涌入日本，从1952年起，日本慈惠会医科大学竹山寿博士、久留米大学医学部藏内宏和博士、前冈金治博士、东京教育大学心理学科成濑悟策博士等人进行催眠术研究活动。后又有庆应义塾大学、早稻田大学等加入了研究行列。于1956年组织催眠术科学研究会——催眠术研究会。1963年成立日本催眠学、心理学会。相继在德国、英国、加拿大及意大利等国都有相应的催眠学会建立。

二、催眠的主要流派

1. 南锡学派

19世纪70年代以伯恩海姆为代表的南锡学派认为催眠者因暗示引起的催眠致视力疲劳后所导致的催眠状态，故施术时令被试者凝视施术者，直至视疲劳闭目。随后英国外科医师布雷德根据视疲劳这一理论发明一种能发光的器械——催眠球，也是现在催眠师常用的水晶球。凝视水晶球结合语言催眠暗示，诱人导入催眠状态。

2. 放松学派

放松学派强调放松为催眠之关键。为了要解除过度紧张状态，使身心保持松弛，在施行催眠后，不仅由催眠状态中可获得松弛，也可应用放松的暗示获得更好的放松效果。在有效放松状态下，以往由于紧张而被强化的失眠、疼痛、不安、恐惧等，都会改善，对外界的刺激反应也会减轻，同时，也能促使对自我的客观审慎，并有助于自由联想和自我认知能力。于是，贾科布森便创立了渐进性松弛法。放松性催眠学派在对患者施行催眠时通常并不需要进入太深的催眠状态。有时虽未诱入催眠状态中，但经充分的放松暗示也能获得相似的效果。

3. 自我催眠学派

新南锡学派的爱弥文·库艾在自家诊所仅在清醒状态下用放松指令和暗示来治疗疾病，他认为全身放松状态就能很集中地接受暗示达到治疗效果。所以无须考虑如何诱导进入催眠状态都能达到同样的作用，提出所用的催眠从本质上来说，都不过是暗示与真正起作用的自我暗示而已，提出自我暗示学说。

舒尔茨博士在对催眠状态和暗示的研究中，总结出一个通过自我暗示而诱导出"催眠状态"的模式——自律训练法。即手足变得沉重、手足变暖、心率稳定、呼吸顺畅、腹部变暖及额头变凉六个环节。通过沉重感和温暖感的体验使之在不知不觉中进入催眠状态，再辅以针对性暗示则能起到良好的治疗和调整作用。目前这种心理调整的方法正受到越来越多的关注。

4.间接暗示学派

美国精神科医师艾瑞克森博士,利用间接暗示,以独特的方式对来访者进行催眠,让对方在不知不觉中进入催眠状态,这种方法避免受术者过多注意或检验自己,是否能被导入催眠状态,是否能达到预期治疗效果的疑虑。他避免了患者对催眠的恐惧或心理上的无意识抵抗,有效地突破了被催眠者的抵抗,其技法获得高度评价。目前,这种新型非催眠导向的催眠诱导性暗示的心理治疗方法被很多人称之为"现代催眠"。

5.单调刺激学派

该学派的人为导入催眠的关键是单调的信息刺激,所以这一派多用节拍器。

6.本土文化学派

本土学派强调催眠要和本土文化相结合,要充分运用本土文化的资源,提高个体的接受度,强化暗示:加强催眠的效果。

在催眠中,大多数催眠师都是综合运用,但笔者更强调本土化,笔者催眠会运用中国传统文化的穴位,强化催眠效果,但实际上穴位只是提高了效率,取消穴位,用西方经典式催眠,照样有效果。

三、催眠的作用

通过催眠可以调整个体的潜意识,从而达到以下作用:

(1) 可以改善情绪:失恋情绪调整、离婚情绪调整、缓解压力及环境改变情绪调整等。

(2) 治疗心理疾病:抑郁症、焦虑症、强迫症、恐惧症、疑病症、网瘾及厌学等。

(3) 缓解或者消除躯体化的心身疾病:高血压、糖尿病、肥胖症、胃溃疡、高频率感冒、慢性鼻炎、慢性咽炎、慢性气管炎、哮喘、疲劳综合征、痛经、紫癜、慢性肠炎、面部麻感、皮肤瘙痒、不孕不育症、不明原因背痛、失眠、头痛、眩晕症、神经性皮炎、癌症、类风湿关节炎、红斑狼疮、更年期综合征、心因性阳痿及甲状腺疾病等。

（4）潜能激发：体力潜能激发、创新潜能激发、工作动力潜能激发等。

（5）其他。

四、催眠与其他相关概念辨析

1. 催眠心理治疗与催眠术

催眠心理治疗：在催眠状态调整潜意识。这是非标准化的，有难度，与心理咨询师综合水平密切相关。

催眠术：让人进入催眠状态技术，催眠术比较容易学，也叫催眠导入，催眠术不必掌握太多，会其中一两种即可，核心并不在这里。

2. 催眠与自主神经系统

催眠是潜意识沟通，主流心理学界认为自主神经系统与潜意识有相当的重叠性。如血压、血糖、淋巴细胞数量、白细胞数量等都会受到潜意识影响。

3. 催眠与祷告念经

祷告念经是种科学性不强的初级自我催眠。催眠导入的一个方法是单调刺激，而念经和木鱼就像一个单调的节拍器一样，可以让人进入轻度的催眠恍恍惚惚的状态，如果恰好有正确的潜意识调整内容，对某些心身疾病是有一定的作用，但很多念经祷告根本没有意识到起作用的关键所在。

4. 辟谷与催眠

辟谷的核心是催眠，但辟谷大师们凭经验办事，指导理论有问题。因此，他们自己也不知道关键在那里，会有很多错误之处。辟谷中有些做法是有正效果的，但也有很多是负效果的，有的是无效果的。

比如有些辟谷，提倡辟谷时候，把自己想象成一个绿叶，每天向着太阳，既然自己是植物，那不必吃饭也能饱了；还有辟谷提倡加深呼吸，呼吸天地之精华，这样就不用吃饭了……实际上这些做法毫无用处，真正关键应是利用催眠，减少饥饿感。

利用辟谷减肥是不科学的，常常不仅效果不好，而且事后会强烈反弹。辟谷期间不吃饭，会让潜意识认为外部发生了饥荒，为保存能量，潜意识会指挥降低自身新陈代谢速率，辟谷结束，回复正常饮食后，反而容易变得更胖。

5. 催眠与禅修

禅修是种科学性不强的初级催眠和自我催眠，但禅修内容是标准化的，无法应对个性化的潜意识错误。

五、催眠经典四步骤

接下来，我们主要讨论实操的内容。催眠调整潜意识的经典步骤如下所示：

（1）集中注意力；

（2）逐步放松；

（3）调整潜意识；

（4）解除催眠。

其中，集中注意力与放松合称催眠导入。

在这四步当中，难度最大的是第三步——调整潜意识。因为第一、二步催眠导入和第四步催眠解除，虽然也有难度，但其标准化程度高，只要勤加练习，是可以熟练掌握的，而潜意识调整很难标准化，难以找到绝对统一的方式。

比如，

同样是人际关系恐惧症，有的人是因为父亲小时候打骂太多，而将对父亲的恐惧泛化到恐惧周边所有的人；有的则是家中老大，因计划生育政策，父母将本该出生的弟弟妹妹流产掉，因此该来访者对未出生的弟弟妹妹怀有不正常强烈的愧疚心，潜意识里觉得弟弟妹妹的灵魂会向自己索命, 同时觉得这个世界很可怕, 因而出现了强烈的恐惧感; 有的是多次严重的同学霸凌的泛化反应……所以人际关系恐惧症原因是不一样的, 潜意识调整的内容自然也是不一样的。

很多人把催眠导入当作催眠, 这种理解是错误的。催眠导入是把个体引导进入催眠状态, 即意识收窄或关闭并且潜意识开放状态, 目的是方便潜意识沟通。许多初学者特别热衷于学习各种催眠导入的技术, 这是没有必要的。催眠导入技术大同小异, 标准化程度高, 也相对容易学, 只要多练习就可以掌握。心理干预个体的难点, 并不是在于催眠导入技术, 而是在于针对个体的千差万别的个性开出正确的潜意识调整处方。这就需要心理干预专家拥有扎实的心理学知识, 丰富的社会经验, 很强的逻辑推理能力, 很高的判断主次能力, 并且能够创新性地拟出潜意识调整处方, 拥有这些能力是有难度的。

从笔者的实践中发现: 理论学习和案例教学相结合是相对较快的提高学习者心理干预水平的办法。最好是就近观察高手处理案例, 这是有效的学习之道, 但这种教学方法的缺点也很大, 就是教学范围有巨大限制, 无法教很多人。

六、影响催眠与催眠心理治疗效果的因素

影响催眠与催眠心理治疗效果的因素主要有以下八种。

（1）心理咨询师对问题的判断准确性;

（2）心理咨询师抓主次的能力;

（3）心理咨询师的创新性;

（4）心理咨询师的权威性或者社会地位;

（5）来访者对心理咨询师的信任感;

（6）心理咨询师的神秘感;

（7）心理咨询师的社会经验、思想深度与知识面;

（8）心理咨询师的沟通与说服技术。

在这八种因素中, 心理咨询师的神秘感、权威性、知识面以及来访者对他/

她的信任感四项相对更为重要。

比如，

> 神秘感是催眠中的重要因素，具有神秘感的宗教仪式对治疗某些因为心理因素引起的疾病的效果虽然远不如直接的心理调整效果好，但也会产生作用，就是神秘感在起作用。神秘感会导致潜意识沟通效率增高，如有些人心因性不孕不育，在经历具有神秘感的宗教仪式（例如请得道高僧做法）后，生孩子的概率的确会升高。

笔者仔细研究过广西壮医的许多神秘仪式，发现它确实对一些心身疾病有作用，实际上是一种广义催眠现象。

因此，笔者也提倡在催眠中加入一些神秘感，但神秘感需要随被催眠者的理解能力做变化。比如，对方是复旦大学的高材生，那么采用跳大神式的暗示就不合适，因为他会认为这是迷信活动。

心理咨询师的社会经验、知识面和思想深度会在很大程度上影响催眠的效果，如著名的维也纳医师麦斯麦，是一位哲学博士，思想深度大和知识面广，而他之所以催眠治疗效果非常好，跟此有很大关系。当一个人思想深度大、知识面广时，他给人会给人一种无所不能的感觉，因此其催眠效果一定会更好。有些高级干部、高级管理者得了抑郁症，一般的咨询师是对付不了的，因为他们不会崇拜心理咨询师，而且往往有很多现实管理问题需要解决。

比如，

> 某位市长可能是因为群体骚乱太多得了抑郁症，如果仅采用一般的焦点正面等思想调整，效果是很差的，遇到这种情况，是需要跟他说群体事件如何处理，网上舆论如何应付，如何削减群众领袖的影响力……给出具体可操作性的方式，解决掉群体事件治疗效果才会好。如某企业家因为企业经营问题得了抑郁症，则需要帮他整顿企业，而企业问题可能是战略问题、营销问题、产品开发问题、绩效管理问题……要解决这些问题，一般的心理咨询师是无法做到的。

七、笔者学术体系催眠导入的基本模型

笔者学术体系中的催眠导入可分为以下四步。

（1）腹式深呼吸；

（2）三穴深点；

（3）全身逐步放松；

（4）联想：草地联想、温泉木屋联想、海滩联想及山洞泉水联想。

1. 催眠姿势

催眠可以躺着、坐着或站着。躺式催眠让被催眠者躺在床上，面朝上，心理咨询师坐在被催眠者头的前方。坐式或站式催眠，心理咨询师需在被催眠者的身后，这样可以减少被催眠者的意识化的程度，不仅在催眠中，在做认知调整时，如为提高被催眠者的潜意识打开程度，降低意识化程度。心理咨询师也可坐在来访者的身后，著名的弗洛伊德先生就是使用这种咨询方式的。

被催眠者应闭起眼睛。

2. 腹式深呼吸

催眠词如下：

现在请用腹式深呼吸，呼要呼得透，吸要吸得深。

一定要想象：吸进的都是新鲜空气，充满了氧气和氧分，随着你的血液循环滋润了你的每一个神经和每一个细胞。

请继续用腹式深呼吸，呼要呼得透，吸要吸得深。

外面所有的声音变得若有若无，转化为更深催眠的状态，你只听"某老师"的声音。

易错点提醒："若有若无"不可改成如"销声匿迹""完全消失"等词，因为"完全消失"是做不到的，如使用这类词语，潜意识会觉得是在撒谎，不可对潜意识说一些不可能实现的词或事情，否则它也会接受不了，从而提高阻抗。

3. 笔者学术体系催眠导入三穴

笔者学术体系催眠导入的第二步是点三个穴位，依次点血海穴、中府穴和上星穴。实验表明，选这三个穴位及这样的顺序效果是最好的。

点穴姿势建议用示指和中指一起点。这样力道会更大，更容易抓注意力，如力量还是不够，还可将大拇指并拢，一起点。

血海穴位于在大腿内侧，髌骨内侧端上2寸（约6厘米），对其按摩可达到下肢放松、温暖、舒适的无力感，从而推动进入催眠状态。也可起到治疗痛经、膝关节疼痛、腹痛、体倦无力等。

中府穴位于胸前正中线旁开6寸（约18厘米），平第一肋间隙处，对其按摩可达到上肢放松、无力、人体下沉感，有平喘、调节呼吸和入静作用。也可起到通经活络、疏散风热、和胃利水、止咳平喘及健脾补气等效应。

上星穴位于头部当前发际正中直上1寸（约3厘米），对其按摩有明显的放松下沉感，可以起到宁心安神、放松头部的作用。上星穴也可起到缓解头痛、眩晕、目赤肿痛、前额神经痛、鼻炎、鼻塞等。用该穴位导入催眠状态，效果非常好！

催眠时需要一指按住上星穴，轻点后逐步缓慢下滑，口中念道："随着某某老师手指下滑，你很快地、迅速地、简单地进入了深深的催眠状态或者睡眠状态。"

点击穴位可以有以下三种作用。

（1）点穴可以集中被催眠者的注意力；

（2）穴位本身有生理作用；

（3）穴位的治疗作用已被中国人广泛接受，点穴时用清晰的声音说出部分穴位名称，可以加强权威性暗示。为保持催眠过程中催眠师的权威性，认穴不准，按错了穴位也不需纠正，也不可摸索或向对方确认，而是要斩钉截铁地表示穴位就在这里。

4. 全身逐节放松

简式全身逐节放松催眠词如下所示：

先请放松你的头部,再放松你的颈部,再放松你的肩部,再放松你的背部,再放松你的腰部,再放松胸部,再放松腹部,再放松你的胳膊,再放松你的双手,再放松你的臀部,再放松你的大腿,再放松你的小腿,再放松你的脚,我数到三,让全身加倍的放松。

少数情况下,遇到某些人的注意力很难抓取时,可以不按照从头到脚的顺序放松,可以放松脚、放松肩膀、放松背……因为当顺序放松时,对方会有预期,打乱放松的顺序可以让对方无法预期,达到抓注意力的目的。

5. 情景联想

笔者学术体系常用四种联想,分别是草地联想、海滩联想、温泉木屋联想及山洞泉水联想。

第一,草地联想。

草地联想是笔者学术体系常用的广谱暗示,是个非常适合中国人的经典暗示。一般情况下,就用这个,请不要轻易改用其他。

草地联想催眠词为:

请你想象躺在一块厚厚的、松软的、干爽的草地上。草地非常的青翠、非常的舒服。

抬头仰望天空,蓝天白云,白云朵朵,在空中缓慢移动;天边的远处有一群大雁,它们排着人字形的队伍,在天边慢慢地滑过。

温暖的阳光照在身上(夏天则是凉爽的风),感觉非常的舒服,非常的舒服。微风轻轻地吹动你额头上的头发,感到了一点点的凉意,深吸一口气仿佛闻到青草的芳香,很舒服,很舒服,感觉人更加朦胧了。

很快地、迅速地、简单地进入了深深的睡眠状态或者催眠状态。

在你的正前方有一片湖水,湖面非常的平静,静得有点像镜子一样,倒映出天空中的景象。

湖水非常的清澈,一眼望去湖面下三四米底下的水草游游可见。湖中有一些鱼儿在缓缓地游动着,可能有红色的鱼,也可能有青色的,它们自由自在缓缓地游动着。在鱼儿下方有许多鹅卵石，鹅卵石有大的，也有小的，有乳白色的，也有咖啡色的，它们交错排列在湖底，静静地躺在湖底。

在湖边有一棵柳树，柳树的枝叶条理清晰地垂下来，一阵微风吹过，吹动柳枝触碰到了湖面，带起很轻很轻的涟漪；柳树上面的叶子嫩绿嫩绿的。

不远处有只白色的小兔子，耳朵耷拉下来，感觉它满含笑意，眼睛微微地闭上了，正在打瞌睡。

易错点提醒：

形容草地必须要有"干爽"这个词，不用这个词可能有的人会说"好凉啊"，导致催眠深度降低；形容草地必须"厚厚的"这个词，否则可能有人会说觉得很硌人，导致催眠深度降低。

大雁的意象不可更换，大雁代表奋斗乐观。海边可用海鸥，也可用天鹅。不可更换为老鹰，老鹰有很强的攻击性，会小幅度增加被催眠者的攻击性。

"温暖的阳光"可在阴冷时使用，在夏天炎热时需要换成"凉爽的风"；青草是生命力的暗示，不可更换；湖面为"有点像镜子"而不可说"像镜子"，否则潜意识接受不了；"在湖边有一棵柳树，柳树的枝叶条理清晰地垂下来……"不可改成诸如"在湖边有一棵柳树，柳树的枝叶随风摇摆……"否则思绪会混乱起来；"柳枝嫩绿"暗示生命感不可更改；"轻轻的涟漪"以动衬静，可以带来安静感；如被催眠者不喜欢兔子可换成狗，但一般用兔子。

第二，海滩联想。

海滩联想主要适用于虚症患者，如：抑郁症后期者、自杀者、癌症患者、全身极度疲劳者、严重自卑感者、回避主义人格者等。热证如头痛、发热的就不可以用海滩联想。

海滩联想催眠词为：

请你想象：你正躺在三亚的海滩上，温暖的阳光照在身上（如果天热则是凉爽的风吹在身上），很舒服、很愉悦，沙滩是热热的那种，背部感到了一股能量，这种能量逐渐弥漫全身，海风吹来，仿佛闻到了鱼腥味，那种充满了蛋白质感觉的鱼腥味，全身充满了能量感，仰望蓝天白云，白云朵朵，在天空中缓慢地移动，远处渔船点点，渔夫唱出了嘹亮的歌声，充满了力量感，一只海鸥在天空中飞着，发出了高亢的声音，让人感到充满了力量。

人很舒服、很舒服、很舒服，很快地、迅速地、简单地就进入了深深的催眠（睡眠）状态，人很开心、很喜悦、很舒服。

易错点提醒：

海滩联想需要有力量感。因此，声音需要低频但高亢，充满力量感。对老年人，学过高尔基的《海燕》者，海鸥可以换成海燕，代表力量暗示。

第三，山洞泉水联想。
山洞泉水适用于各类燥症，如：观念强迫、各类妄想、脾气火暴、不明原因的头痛等、紫癜、热天催眠、网瘾患者催眠、清除负面人格等。
山洞泉水联想催眠词为：

请你想象：你正在一个山洞里洗泉水澡，清凉的泉水从头顶上方流下，很凉爽的那种，头脑感到很冷静、很冷静，随着泉水流下，脑子里乱七八糟的想法都洗掉了，人很舒服、很舒服、很愉悦，很快地、迅速地、简单地进入了深深的催眠（睡眠）状态。

第四，温泉木屋联想。
温泉联想适用于心理疾病治疗后期，用于清除残存的心理疾病。
温泉木屋联想催眠词为：

请你想象：你正躺在一个温泉木屋中，没有穿衣服，木屋有屋顶、有窗户，空气是新鲜的，水的温度非常适中，而且很安全，别人看不见你，很舒服、很舒服、很舒服，一定要想象皮肤上每个毛孔都打开了，把体内的烦扰、抑郁、病气和杂气变成黑气，都咕咚咕咚地从汗毛孔冒出来了，一定要想象，浮到水面时气泡有鸡蛋那么大，人很舒服、很舒服、很舒服，很快地、迅速地、简单地就进入了深深的催眠（睡眠）状态，人很开心、很喜悦、很舒服。

易错点提醒：

"小木屋"不可改动，不可改露天，必须要木屋，而且木屋是有屋顶的，木屋是为了营造安全感。

气泡浮到水面，一定要变得像鸡蛋那么大，这个要点不能改动。

八、笔者学术体系中的催眠检测

催眠检测的目的是检验来访者是否进入催眠状态，也是检验心理咨询师的控制力。

1. 检测方式一：抬手指天检测

将对方的手抬起来指向天空，点击曲池穴。

催眠词为：

我点击曲池穴，数到三点击曲池穴，手就停在空中，一、二、三。

如果对方确实手指向天空，没有放下，则表明催眠导入成功，个体已经进入催眠状态，如果对方手放下了，不必惊慌，用坚定的口气说："很好！非常好！"重新加深催眠，换个方式检测。

2. 检测方式二：无法抬手检测

催眠词为：

现在你进入了深深的朦胧的状态中,你感觉到手越来越沉重了,想抬都抬不起来了,你轻轻地用力试试抬手,但还是抬不起来。

如果对方手确实抬不起来,则表明催眠导入成功,个体已经进入催眠状态,如果对方手抬起来了,不必惊慌,用坚定的口气说:"很好! 非常好!"重新加深催眠,换个方式检测。

3. 无法睁眼检测

催眠词为:

现在你进入了深深的朦胧的状态中,你感觉眼睛像被胶水粘住了一样,想睁都睁不开了。试试看你睁不开了。

当来访者眼睛睁不开了,说明通过检测,意味着对方的潜意识在真地接收你的指令了,已经进入了催眠状态。当对方没有服从指令,如睁开了眼睛,则需要用坚定的语气说:"很好! 非常好",而后闭上眼睛加深催眠重新来。

4. 如何判断来访者不是进入催眠状态而是进入睡眠状态

用催眠词指令:

你听到我的话后,右手示指向上动一动。

如果来访者示指动了,就属于催眠状态;如果他示指不动,很可能是睡着了,不是催眠状态。

特别提醒:

（1）催眠不一定要睡着,只要进入潜意识状态,个体自认为睡着或者不睡着都是可以的;

（2）个体自认为睡着,常常不是真的睡眠状态,常常指动反应是有的;

（3）催眠在社会上会有负面暗示,如对方无法接受 "催眠" 这个词语可以改为"冥想""正念"等；

（4）潜意识用图案化沟通效果比较好，图案化的东西更容易进入人的潜意识；

（5）潜意识需要不断鼓励沟通效果较好，要常说"很好""很棒"之类的鼓励性话语；

（6）导入催眠过程中要不断做："朦胧了""睡得更香、更深、更愉悦了"等类似暗示；

（7）看书学催眠是很困难的；

（8）心理咨询师一定要以自己的放松带动催眠对象的放松；

（9）催眠中的信号要时时保持一致，不可出现矛盾信息；

（10）要用低频音，低音频能更好地绕过意识检阅进入潜意识。

九、笔者学术体系中的催眠解除

每次做完催眠，应该解除催眠，解除催眠词如下：

我数到三，就睁开眼睛，很清醒、很舒服、很愉悦。一准备睁开眼睛，很清醒、很舒服、很愉悦；二准备睁开眼睛，很清醒、很舒服、很愉悦；三睁开眼睛！醒！

第二节 心身疾病经典心理干预工具二：
人本主义身心柔术

一、人本主义身心柔术概述

人本主义身心柔术：以笔者学术体系之人本主义哲学思想为基础，认为人类基因经过百万年的进化淘汰，已经具备了应对人体绝大部分心理疾病与生理疾病的自愈本能，这种自愈本能效率高低，很大程度受心理因素影响。笔者从肢体语言倒暗示心理学、自我催眠、正念、认知心理学等心理学基础理论中发展出的一套自我心理调整技术，目的是去除影响人体基因自愈本能的障碍，激活人的自愈本能，从而达到缓解或祛除心身疾病的目的。

人本主义身心柔术可改善负面情绪，提升精力与大脑反应速度，提高免疫力，调整抑郁症、焦虑症及强迫症等心理疾病，缓解甚至完全祛除多种心身疾病（由心理问题与生理问题共同引发的疾病）。

二、人本主义身心柔术的设计初衷

当初笔者设计身心柔术的初衷是为了缓解家母癌症化疗的不良反应。笔者结合自己几十年来的研究和实践的经历，主要从调整心理状态与潜意识的角度出发，创造了一系列的动作，以及特有的编排方式，达到一种自我催眠的效果。同时，在实践的过程中，不断地调整、修改。比如，家母有高血压，所以笔者在设计的时候，也要加入调整血压的动作；再比如，要想带动家人一起练习，笔者首先就要做好榜样天天练习，而笔者是公司董事长兼管理心理学教授，属于心理高压人群，因此，又加入了减压的效果。如此，身心柔术不断地发展。

三、人本主义身心柔术的类型

人本主义身心柔术由笔者原创，包括两大系列：广谱性身心柔术系列和特异性身心柔术系列。广谱性身心柔术对多种心身问题都有一定的作用，适用于健康者心身疾病预防、轻度心身疾病的调整以及某些重度心身问题治疗的辅助手段。特异性身心柔术只对某一种心身疾病有效，但对这一种疾病的调整效果极佳，其效果往往是广谱性身心柔术的十几倍至几十倍。

1. 广谱性身心柔术

（1）松静身心柔术。松静身心柔术是人本主义身心柔术中最基础的。松静身心柔术对缓解负面情绪有明显的作用。每天练习松静身心柔术，可使脾气暴躁者当天脾气明显好转，还可以提高免疫力，使与免疫力低相关的疾病缓解或者消失，比如效果之一但不限于使频繁感冒者的感冒次数减少，或者得感冒时症状减轻。

（2）龟形身心柔术。龟形身心柔术是松静身心柔术的"升级版"，除有松静身心柔术的所有功效外，还有包括但不限于慢性肠胃炎缓解或消失，慢性顽固性皮炎、慢性鼻炎、慢性咽炎缓解等，还可使高血压、失眠、癌症化疗不良反应、顽固性头痛、冬天脚皲裂缓解……龟行身心柔术还可以大大提高精力，提升大脑反应速度，提高工作效率，极其明显降低疲劳感等。

（3）自由身心柔术。自由身心柔术是人本主义身心柔术中的高级身心柔术，学习自由身心柔术需先学会龟形身心柔术，再进阶学习。自由身心柔术是由潜意识进行引导，身体自动做出一系列的动作，启动体内的自愈功能，达到缓解或消除顽固性心身疾病的目的。

当然笔者也在考虑，开发更为简单、更为广谱、更为广大群众喜闻乐见的新的身心柔术，但越广谱的东西，受益面越大，针对性就越差，受益效果就会有所降低,广谱性和针对性存在着不可调和的矛盾。

2. 特异性身心柔术

（1）开心身心柔术：主要用于缓解抑郁。

（2）助眠身心柔术：主要用于应对失眠。

（3）强肾身心柔术：主要用于男性勃起功能障碍。

（4）降压身心柔术：主要用于高血压的缓解,这和龟形的不同之处是专为降压设计。

（5）降糖身心柔术：主要用于糖尿病的缓解。

（6）促孕身心柔术：主要用于女性不孕不育。

（7）减肥身心柔术：主要用于减肥。

（8）缓解胃溃疡与十二指肠溃疡身心柔术：主要用于缓解胃溃疡与十二指肠溃疡。

四、人本主义身心柔术的哲学基础与基本理论

人本主义身心柔术以人本主义哲学为基础,涉及的心理学理论有肢体语言暗示心理学、自我催眠、正念及认知心理学等。

1. 哲学基础

笔者的人本主义哲学认为,人的基因经过百万年的变异与进化,不断淘汰相对劣质基因,保留优质基因,现存的人类已经具备复杂、精密、强大的自愈能力,足以应对绝大部分心理疾病和生理疾病。但这种自愈能力的发挥,受心理因素影响很大。人本主义身心柔术通过一系列精心设计的肢体动作与自我暗示,将个体导入一种恍惚、朦胧的自我催眠状态,消除影响基因发挥作用的障碍,激活个体的自愈本能,让个体自动地产生一系列的应对方式,以缓解甚至治愈心理疾病及心身疾病。由于人本主义哲学认为个体的自愈能力是存在于基因的本能,因此个体在练习人本主义身心柔术时,在意识层面无须知道应对疾病的具体方法,甚至无须知道身体具体哪处出了问题,个体

的基因会自动根据情况对身体进行调节，以达到缓解甚至治愈心理疾病和心身疾病的功效。

2. 肢体语言倒暗示心理学

无意识的肢体语言是潜意识在肢体动作上的投射。比如，当人开心的时候会不自觉地把嘴角咧开；当出现双手插胸的姿势，是保护和防御的信号；当招聘时应聘者身体往面试官方向前倾，表示对这份工作感兴趣……

肢体语言倒暗示指故意做出某些肢体动作，也可以倒过来影响个体的心理状态。比如，当自己情绪低落时，此时故意让自己咧开嘴强笑20分钟，会发现自己的情绪有所好转。当一个人对周围环境防御心过高时，强迫自己把双手打开，会对周围事物的接纳度提高。

人本主义身心柔术在设计时遵循肢体语言倒暗示心理学原理，通过大量有意义的肢体动作来影响个体的心理状态。例如，人本主义身心柔术在练习时一般要求脚掌平行，不可呈现外八字的姿态，此处的肢体语言含义是防止目标过多。再比如，人本主义身心柔术存在大量手臂弯曲的、画圆的动作。该肢体动作的含义是降低对错观，提高社会适应性。

3. 自我催眠

自我催眠指个体使用催眠技术对自己进行催眠，从而对自身进行心理调整的心理调整技术。

人本主义身心柔术是自我催眠的技术之一，通过特定的动作与心理暗示，可把人导入恍恍惚惚的自我催眠状态，进而可对自己进行潜意识调整。

在练习身心柔术的过程中，通过吟唱口诀，调整潜意识，口诀是心理学课程内容的高度概括，单纯吟唱口诀是没有用的，必须先学习与口诀相关的心理学课程，通过简单口诀调动记忆，从而影响潜意识。

4. 正念

正念最初源于佛教禅宗，是修行的方法之一。它的含义是专注地、有意识地觉察、体会当下所发生的一切，而又对当下的一切不做任何的评价与分析。美国教授卡巴金使用现代科学的手段对正念进行了大量的研究,论证了其对缓解压力、调整身心健康有明显的效果。得益于卡巴金的研究,正念在美国及全世界风靡,得到了西方大众的广泛认可。

人本主义身心柔术也借鉴了正念的理论思想。在练习人本主义身心柔术的一些动作时,要求练习者敛神听微声,体会风从指间划过的感觉,有意识地觉察当下,不受外界干扰,停止评判。

5. 认知心理学

认知心理学认为,人的情绪不是由外部刺激直接导致的,而是由人的认知方式决定的。比如,媳妇早上九点钟才起床,婆婆很生气。与其说是媳妇九点钟起床导致婆婆很生气,还不如说是婆婆认为媳妇应该早上七点钟起床的观念把她自己气死了。又比如,老公晚上九点钟才回家,老婆很生气。与其说是老公九点钟回家导致老婆很生气,还不如说是老婆认为老公应该早回家的观念导致她很生气。再比如,失恋了,有的人寻死觅活想自杀,有的人只痛苦2小时。同一个外部刺激,不同人的情绪差异是很大的,即情绪不是由外部刺激直接导致,而是由评价方式决定的。有的人觉得对方是生命中的全部,失去了对方就失去了生命的意义,想自杀;有的人觉得换对象就如同换衣服一样,因此只痛苦2小时。

人本主义身心柔术也加入了认知调整的部分,包括降低人造欲望、降低对错观、利他利己平衡、焦点正面、放大视角、降低黑箱效应、价值观多元化、亲朋好友多赞美等。

五、人本主义身心柔术与体操、太极、气功的区别

人本主义身心柔术是独立于体操、太极、气功之外的东西。由笔者发明创立的身心调整技术,它虽与体操、太极、气功在外形上有部分相似之处,但内在原理与这三者完全不同,决不可跟这三者混为一谈。

它们的不同之处有以下。

(1)太极是气功的一种。太极、气功没有西方心理学基础理论作为指导,也

不是完全逻辑化的科学思维，全凭经验以及中国传统形象思维设计而成，存在大量无用的、甚至有害的动作或步骤。因此，太极、气功往往流程非常复杂且神秘，但心身调整的作用极其有限。人本主义心身柔术以西方科学的心理学理论为指导，并结合中国文化，每一动作都有具体含义，外表虽然看起来简单，但心身调整效果极佳。

笔者经常把气功中有害的动作或者步骤删掉，就会发现效果增加，也就是说，气功设计者并不知道哪些是有益的，哪些是有害的，只是整套气功是有益的。是经验主义的产物，不少动作是模仿动物动作，这是假定动物比人更高级或者更聪明，这在逻辑上是讲不通的。也就是说不少气功确实整体是有益的，但它的理论是典型的伪科学。

（2）人本主义身心柔术明确要求自我催眠，练到恍恍惚惚的状态为佳。这和体操完全不同，人本主义身心柔术绝对不可以清醒练习，否则起不到身心调整效果。

（3）人本主义身心柔术在练习时，反对动作十分准确，只要求八九分准确，十分准确效果反而差，因为自我催眠追求放松是非常关键的，追求十分准确就无法放松。这和普通太极、气功或者体操要求动作越准确越好完全不同。

（4）人本主义身心柔术存在大量具体化明确的自我暗示，有非常强的操作性，而太极、气功往往使用气、意、形等极其朦胧的概念，前者是具体的暗示，后者是朦胧的概念，练习气功者多数情况需要花费大量时间，甚至靠悟性才能准确理解。

（5）人本主义身心柔术带有认知调整的部分，以学习相关心理学课程为前提，把课程内容提炼为简单的口诀，通过练习身心柔术中的吟唱口诀，来调整潜意识，认知调整部分有明确的含义，这是体操、太极、气功所没有的。气功虽然也有六字诀，但六字诀流传年代久远，当年的心理暗示含义和现在差异很大，所以，效果严重打折，而且六字诀并不需要先学大量的心理学课程，六字诀也不是大量复杂内容的高度提炼。

（6）身心柔术的重心不是动作，而是心理调整，而体操、太极、气功的重心是在动作。

（7）身心柔术的动作虽然也有少部分动物的名称，但选择这个动作是基于心理学原理，并不是认为该动物值得学习，本质上和模仿动物没关系，只不过取了个动物名字而已。

（8）身心柔术有时也被学生口传为"心理太极"，笔者表示理解，因为这样便于广大人民群众接受，但笔者要强调的是：身心柔术根本不是太极。

六、人本主义身心柔术的学习：
松静心身柔术十六式

人本主义身心柔术纯看理论书籍是难以学会的，最佳学习方式是到笔者处现场学习。

在练习下面的步骤之前，必须花相当的时间仔细学习笔者学术体系的《情绪管理心理学》课程，这是必须的步骤，否则练习效果起码打对折。身心柔术和体操、太极、气功是完全不同的东西，先期花几十节课时学习《情绪管理心理学》课程，就是重大的区别之一。学习《情绪管理心理学》课程，是笔者干预各类心理疾病和心身疾病基础干预方法，也是共性干预办法。因为，情绪的好坏与心身健康息息相关。不能把学习《情绪管理心理学》课程和练习身心柔术割裂开对待，而是把学习《情绪管理心理学》课程当作练习身心柔术的一个有机组或部分。

练习前准备工作如下所示：

（1）站着伸懒腰1次；

（2）左右扭腰各3次；

（3）逆时针方向轻柔按摩足三里穴位30次；

（4）逆时针方向轻柔按摩下丹田（肚脐眼底下3寸）穴位30次。

特别提醒：按摩穴位不必特别准确，大概准确即可。

自然站立，两脚齐肩分开，脚尖平行向前，松胯，松肩，两手自然下垂。

第一式，汇元桩：72次左右。

双脚分开，微屈膝盖，含胸拔背，双掌相对放于下部，仿佛抱一大球，双臂摊开，手掌朝上，画大圆，从头顶下收，双掌朝下，下沉至丹田部位，翻掌，双掌朝上，重复上述动作72次，练习过程中，动作宜慢，做7～12分钟，不宜死扣时间，要体

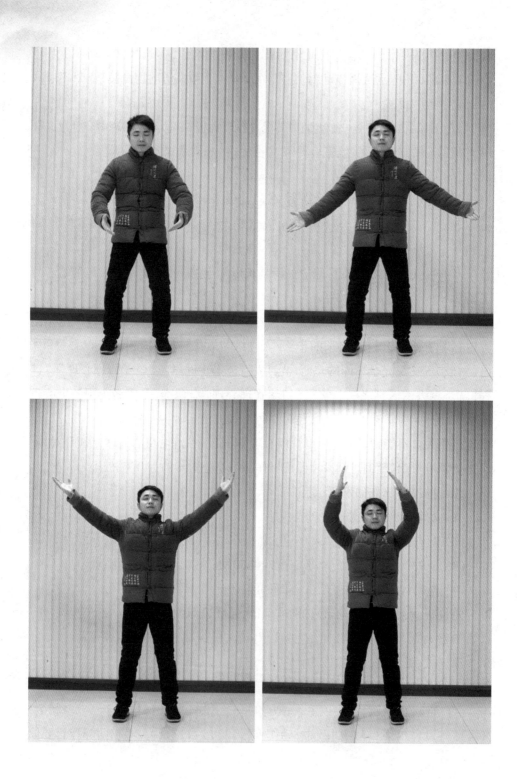

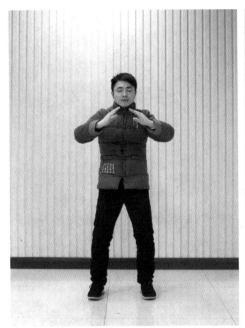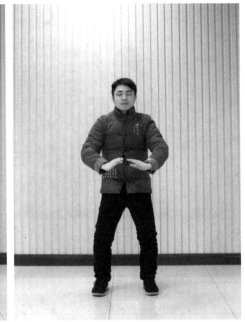

会手指间风的感觉,练习中呼吸要加深。

第二式,闭眼或半闭眼,暗示自己进入朦胧状态。

心中默默念:外面所有的声音都变得若有若无,我自己很快地、迅速地、简单地进入深深的朦胧状态。

第三式,龟息9次。

下巴上下画圆,长吸平呼,或吸吸停平呼。腰部基本垂直,身体随着呼吸上下沉浮。

长吸平呼指:深吸气,吸至肺部饱满,而后正常呼气。吸吸停平呼指:分两口气吸气至肺部饱满,停顿数秒,而后正常呼气。

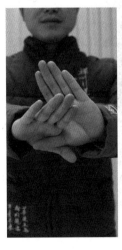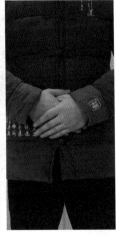

重点提醒:核心是吸气时肺部饱满,但呼气时不能让肺部变得比平时扁,而是要和平时一样。

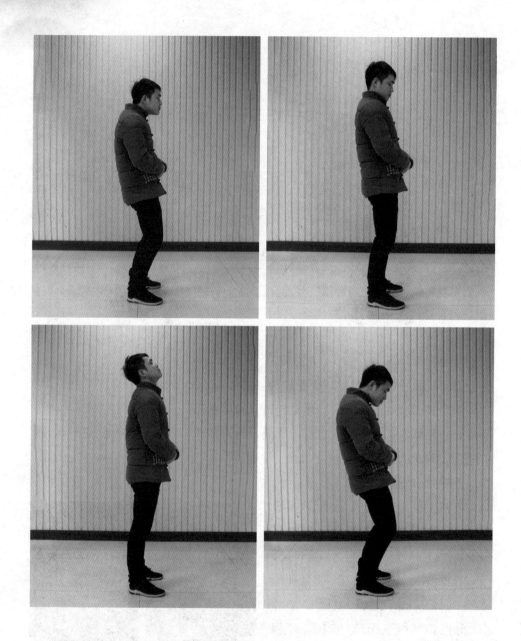

第四式，全身逐节五线放松。

全身放松、前线放松、背线放松、手臂放松及内脏放松。

第五式，集中注意力。

调入练习者认可的权威或鞠教授百米形象进入脑海数秒，默默体验，目的有两个：首先是让练习者注意力集中，其次潜意识更容易接受图案化的信息。因此，调入权威的形象，能强化心理暗示，增强身心柔术效果。

特别提醒：不一定调入鞠教授的形象，只要练习者认可的权威即可，但调入本书笔者的形象比较方便，因为心身柔术是笔者编排的。

易错提醒：调入的形象一定要百米高，正常人高度的形象练习效果打折。

第六式，百会排黑气。

心中默念：我数到三，就把烦恼、焦虑、抑郁、病气和杂气统统变成黑气从头顶心百汇穴排出去，排出去后，思维焦点更加正面，很开心、很舒服、很愉悦！一！准备排黑气！二！准备排黑气！三！排！很开心、很舒服、很愉悦！

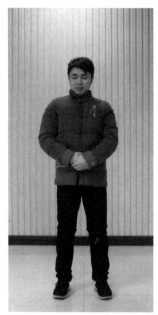

第七式，吞津入丹田汽化为免疫力保健全身，冥想心理暗示。

吞一口津液下去，想象津液顺着食管往下流，想象食管是透明的、通透的，津液可以通过的，继续想象津液流到了胃里，想象胃部是透明的、通透的，津液可以通过的，继续想象津液流到了小肠、大肠里，想象小肠、大肠是透明的、通透的，津液可以通过的，继续想象津液流到了肚脐眼下三寸丹田。

想象津液雾化成了白雾，变成白细胞、淋巴细胞、巨噬细胞、T细胞、B细胞，从丹田位置，潮水一样涌出来，弥漫全身，并且图案化的想象这些白细胞、淋巴细胞、巨噬细胞、T细胞、B细胞，巡逻全身，把细菌、病毒、癌细胞一个地吞噬或者杀死，请注意一定要有图案化的想象。

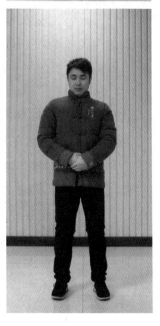

如果身体有炎症，做完上述自我冥想后，再想象把白细胞、淋巴细胞、巨噬细胞、T细胞、B细胞调往有炎症部位，重点杀灭相关细菌或病毒，比如是鼻炎兼

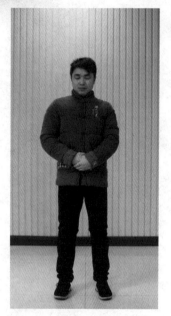

鼻塞，自我暗示词如下：

潜意识指挥白细胞、淋巴细胞、巨噬细胞、T细胞、B细胞像潮水一样地涌向鼻子，图案化的想象免疫细胞把细菌、病毒消灭了……

潜意识指挥鼻子周围的毛细血管扩张，血液循环加速，鼻黏膜处的水分运出去了，水肿逐渐地消失了，鼻塞缓解了，甚至鼻塞没有了……

特别提醒解释：

之所以强调图案化，是因为潜意识更容易接受图案信息，图案化想象可以提高效果。如果有西医学知识，练习效果会更好。直接冥想暗示指令鼻子鼻塞消失，效果很差，最好明白西医对鼻塞的具体解释，对症冥想暗示，效果比较好，但对西医理解稍微有点误差，是没关系的，追求百分之百准确，会造成练习者紧张，而心身疾病的一个共性原因之一就是紧张，所以追求百分之百准确，是笔者坚决反对的。

第八式，主式：胸纳四海。

小指内扣，双臂水平舒展，全身放松，双臂往下收缩，自双臂抱球，双手所抱球，似有似无，双手抱球向上，双手从内自外展开，但双臂协身，含胸拔背，收紧，胸中浊气被迫排出，长长呼气，放松，双手缓慢放下，又成双手抱球状，重复上述动作72次。

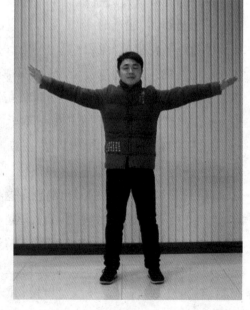

特别提醒：呼吸和动作和谐共振，全部动作呼吸一次，到处是圆，动作柔和，缓慢为佳，注意体会指间风的感觉，次点至为关键，加深呼吸。

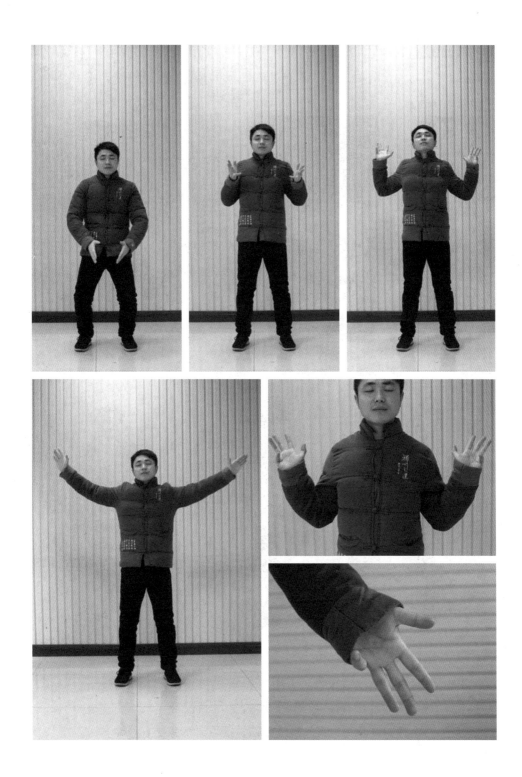

第九式，龟息9次。

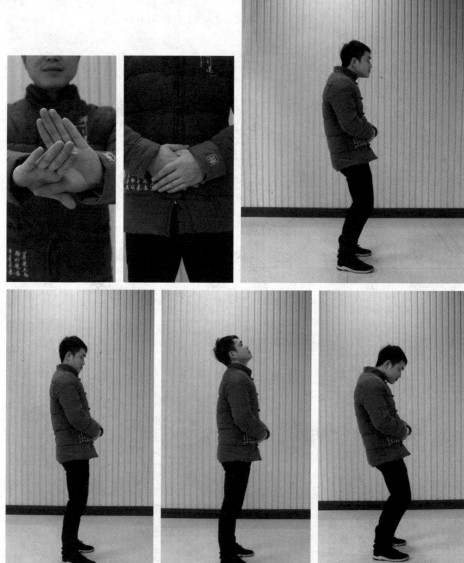

第十式，全身逐节五线放松。

全身放松、前线放松、背线放松、手臂放松及内脏放松。

第十一式，集中注意力：调入权威或鞠教授百米形象数5秒钟。

第十二式,百会排黑气。

第十三式,吞津入丹田汽化为免疫力保健全身,冥想心理暗示。

第十四式,手护丹田,默念十字诀。

默念吟唱:松、空、元、仁、喜、阔、安、数、赞、乐。十字解释如下:

（1）松:全身放松,改善微循环,健脾降压。

（2）空:消除60%～70%人造欲望。

（3）元:生活中对错观要低。

（4）仁:利己利他要平衡。

（5）喜:潜意识焦点要正面。

（6）阔:视角要扩大,最好有胸怀全球放眼世界的慈悲胸怀。

（7）安:黑箱效应要小,潜意识不安全感尽量消除。

（8）数:人生意义价值观要多元化,防止一棵树上吊死。

（9）赞:多赞扬亲友,要充分意识到每个人有责任让亲友开心。

（10）乐:内心充满喜乐。

默念十字诀用于练任何身心柔术时,选择自己舒服的阶段默念,目的是给自己潜意识以暗示,达到改变潜意识的目的。这十个字就是《情绪管理心理学》课程全部核心内容的概括,通过反复念十字诀,调动记忆,改变潜意识。一定要把本书全部看完,并且深刻理解,最好对外宣讲以促进理解深度,默念才会起到很好的暗示效果。如果没有学习《情绪管理心理学》课程,光默念这十字诀,是毫无意义的。

也可以默念下面的十句七字诗,代替十字诀。

心平气和（松）全身　　人造欲望（空）七分
对错观念（元）字除　　利他利己（仁）爱深
焦点正面（喜）相随　　放大视角（阔）乾坤
风险大小（安）若素　　价值多元（数）理真
亲朋好友（赞）美勤　　人生精彩（乐）鞠门

第十五式,汇元桩:做36次左右。

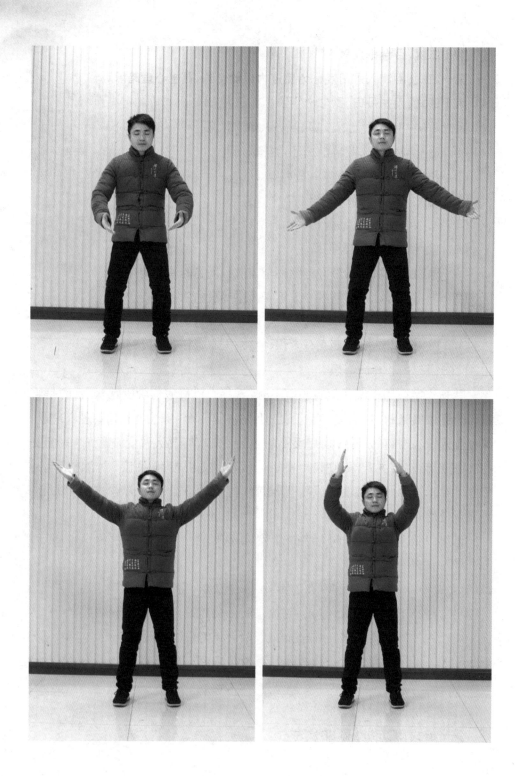

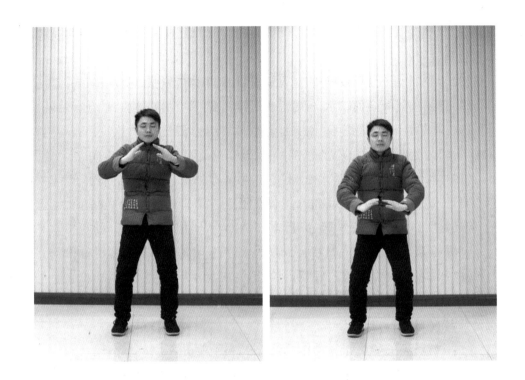

第十六式：默念开眼，解除恍惚状态。

心中默念：我数到三，睁开眼睛，很清醒，很舒服，很放松，很喜悦，一，准备睁开眼睛，很清醒，很舒服，很放松，很喜悦；二，准备睁开眼睛，很清醒，很舒服，很放松，很喜悦；三，睁开眼睛！

重点重复特别提醒：

（1）练到恍恍惚惚的状态为佳，实际上是自我催眠状态或者称为冥想状态。

（2）和体操完全不同，绝对不可以清醒练习，否则就是体操，是没有效果的。

（3）不要求动作十分准确，只要求九分准确，十分准确效果反而差，追求放松是非常关键的，追求十分准确就无法放松。

（4）和普通太极与气功不同，此处做汇元桩与胸纳四海时，体会指间风的感觉极重要，这实质是美国麻省理工卡巴金博士的正念冥想。

（5）和普通太极与气功不同，这里吞津气化心理冥想暗示，必须做得非常具体化，非常图案化。这对提升免疫力极其关键，本质是自我催眠。

（6）和普通太极与气功不同，十字诀是有具体观念调整的，十字诀含义至少需要学习《情绪管理心理学》课程，少了此条环节效果，效果严重打折，否则光念十字诀是没用的。

（7）练习前请不要预设期望，越是设有目标，个体越紧张，越没有效果。

（8）要停止怀疑负面暗示，暂时停止对错判断，重在静心体验，才会有效果。

（9）须有耐心，天天练习，免疫力会提高，情绪会好转，脾气会变好，睡眠质量会提高，与免疫力相关的慢性病症状会缓解。

（10）本十六式其实不是太极、不是气功、不是体操，正式学名叫鞠门学术松静心身柔术。有些学习者为图群众理解方便，称为心理太极，笔者也是可以容忍的，但还是要强调：这不是太极，只是动作有一点点类似，本质是不同的。

（11）全家练效果更好，如果十字诀学深、学透，家庭关系还会变得更和睦。

（12）练习过程动作宜慢，呼吸自然加深。

（13）穴位的使用并不是关键，它的作用类似催化剂，增效 10%～20%，没有也是可以的。

（14）如果实在太忙，准备动作可以去掉，再不能精简了。

（15）学习《情绪管理心理学》课程十分关键！它是身心柔术的一个有机组成部分，没了这个部分，效果要下降 60% 左右，这和体操等是完全不同的。

（16）本十六式由笔者基于人本主义哲学思想、潜意识心理学、认知心理学、肢体语言倒暗示心理学、卡巴金正念冥想等编排，目的在于激活体内自愈本能。各种身心柔术的编排原理，笔者从未公布过，由于他人不知编排原理，主观加减动作很容易变成体操或者传统太极，造成效果显著下降，所以不主张自行增加或减少动作。

（17）群体练习效果明显增强，这是互相心理暗示的结果。

（18）松静身心柔术改善情绪作用非常明显。

（19）本身心柔术是广谱性身心柔术，笔者学术体系各类身心柔术构成了一个完整的体系，比如缓解癌症化疗不良反应，是练习龟形身心柔术，但其他身心柔术实在无法通过文字课本去学习。

（20）身心柔术不属于常规意义上的医学用药治疗，属于心理干预。

哪些情况不能练松静身心柔术：

松静身心柔术一般而言没有任何不良反应，如果必须提出限制，笔者反对紫癜、强有性脊椎炎、红斑狼疮等免疫力过度强大的患者练习松静身心柔术，因为里头有提高免疫力暗示，如果你实在想练，请取消吞津汽化暗示。从理论上讲，笔者是让紫癜、强有性脊椎炎、红斑狼疮等免疫力过度强大的患者练习另外一种身心柔术，有一定的辅助效果，这可留到笔者专门介绍身心柔术的专著中。

七、人本主义身心柔术的学习：龟形身心柔术二十式

龟形身心柔术，是笔者学术体系中一个重要的调整身心健康和调控情绪的方法，对缓解负面情绪有极其明显的作用，每天练习，可使脾气暴躁者当天脾气明显好转，还可以提升免疫力，使免疫力低相关的疾病缓解或者消失，比如效果之一但不限于使感冒的次数减少，或者得感冒时症状减轻，慢性肠胃炎缓解或消失，慢性顽固性皮炎、慢性鼻炎缓解，慢性咽炎缓解等，还可使高血压缓解，失眠缓解，癌症化疗不良反应缓解，顽固性头痛缓解，冬天脚皲裂缓解……还可以大大提高精力，提升大脑反应速度，提高工作效率，极其明显地降低疲劳感等。以上是龟形身心柔术的广谱作用。

和所有身心柔术一样，练习龟形身心柔术必须配合《情绪管理心理学》课程。每天上午或中午练习，最晚不超过晚上七点前练习，练龟形身心柔术精力会旺盛，如果太晚练会影响睡眠。

因为许多动作细节非常微妙，本身心柔术纯看理论书籍难以学会，应到鞠教授处现场教授效果好。因为龟形身心柔术含有对抗化疗不良反应的问题，因此在设计上和其他身心柔术不同，嵌进了特殊的程序，需要鞠教授用非常特殊的催眠技术调整个体的潜意识，激活他的自愈本能，因此，和其他身心柔术相比，龟形身心柔术由他人转教效果是大大打折的。

准备阶段：轻微活动，调整到恭敬的心情，摒弃一切怀疑、研究、检查心态，此点对练习效果十分重要。

穴位按摩：基本：足三里30次，血海30次，丹田（气海）顺、逆时针各30次，共60次，中府单指各30次，百会穴逆时针30次，太阳穴30次；加：三阴交30次（脾气大或失眠）、太溪（肾亏）、迎香（感冒）、血海（气虚或贫血）。

请特别注意：穴位按摩不是必需的，但可以加分。

第一式，龟形桩。

重吸轻呼，或者长吸平呼，或者吸吸平呼，调息9次左右。

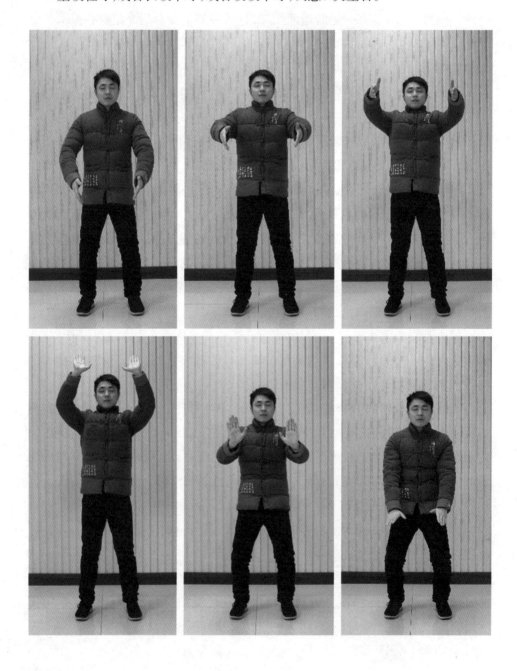

第二式,闭眼或者半闭眼,自我暗示屏蔽外音。

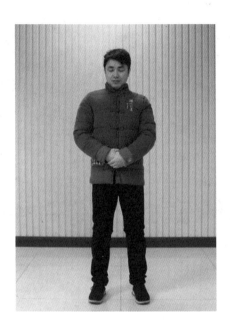

第三式,龟息。

长吸平呼9次。

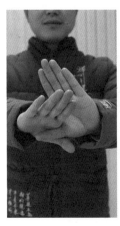 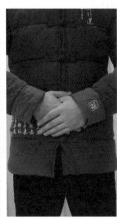 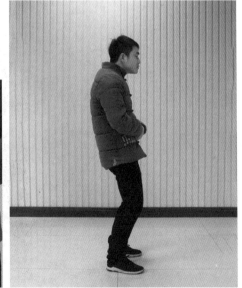

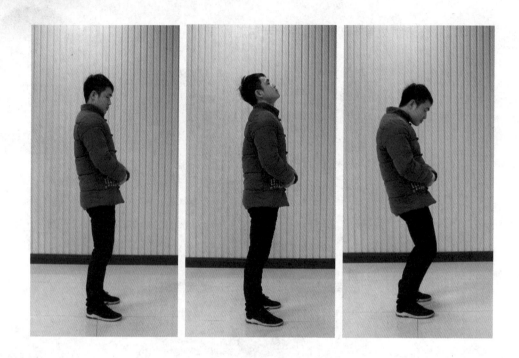

第四式，全身五线放松。

全身逐步放松，全身前线放松，全身后线放松，全身手臂放松，全身内脏放松。

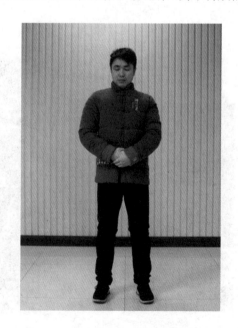

第五式，集中注意力。

调入鞠教授百米形象数十秒或者其他权威者形象。

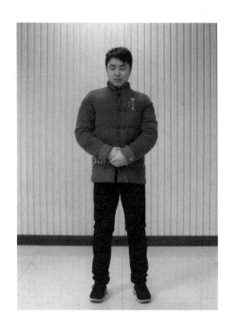

第六式，百会穴排黑气。

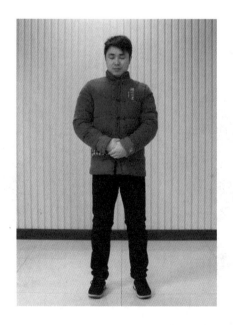

第七式，吞津汽化至丹田变成免疫力保健全身。

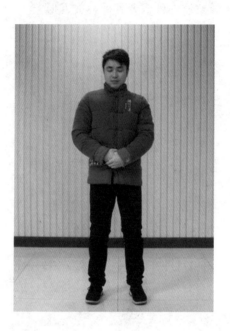

第八式，汇元桩：36次。

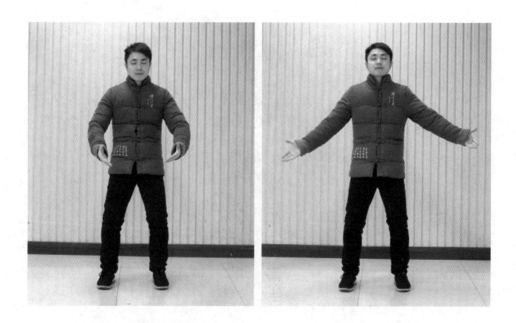

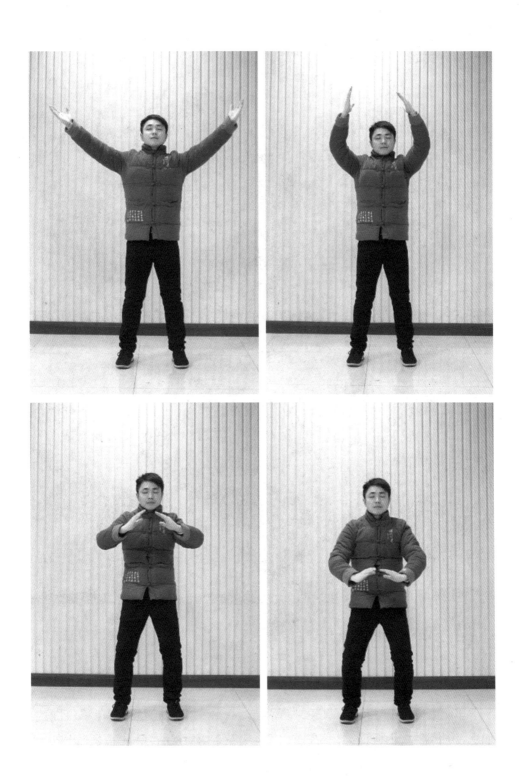

第九式，金龟潜渊：9次。

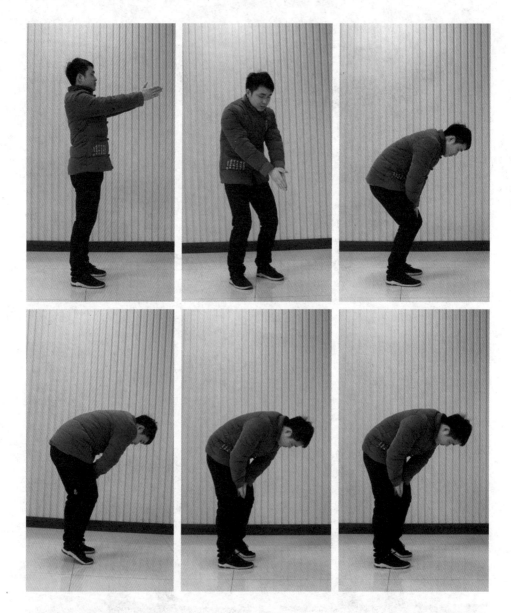

第十式，主式：神龟漫步。

半闭眼或者开眼，龟形调息，脚溜冰形，一次一脚缓进，手形如龟掌，且摸气如水，上下翻掌，肘圆而柔，手高而大气。头左右摆而视高，身垂直上下升降，息形一致,以缓为佳,以圆为上。

　　特别提醒:这一步特别难学,现场学习一般要学习练习一整天,快者也需要半天。至少每天15分钟,30分钟至1个小时为佳。

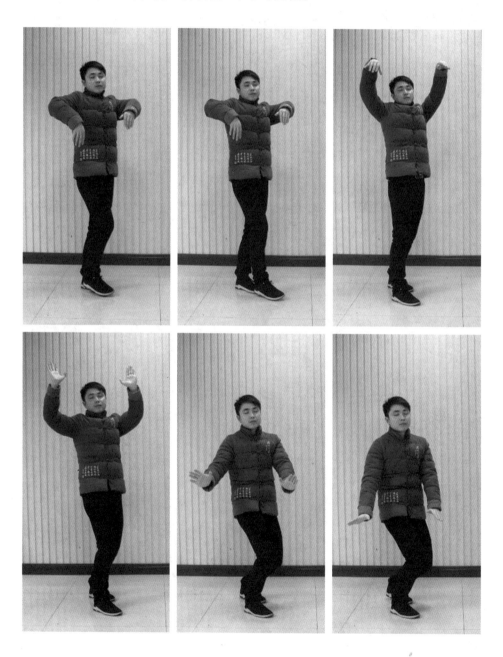

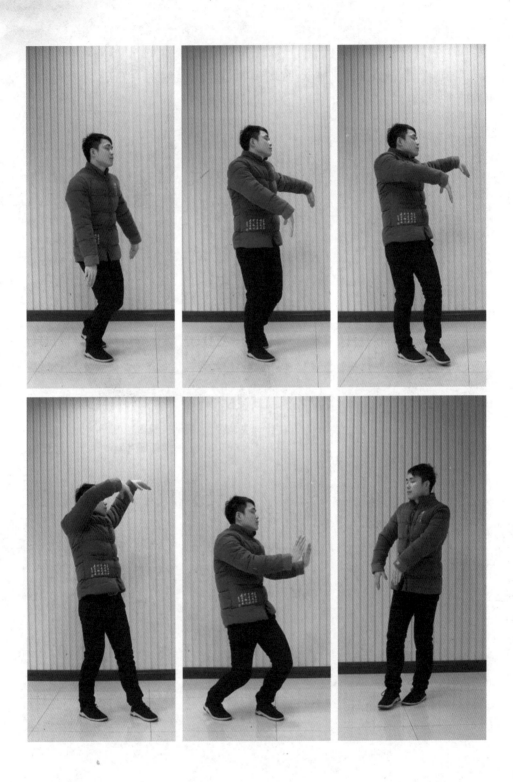

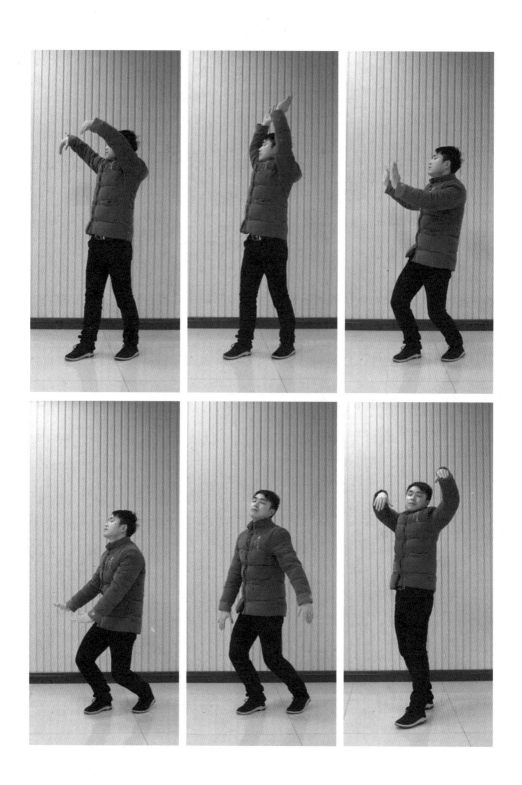

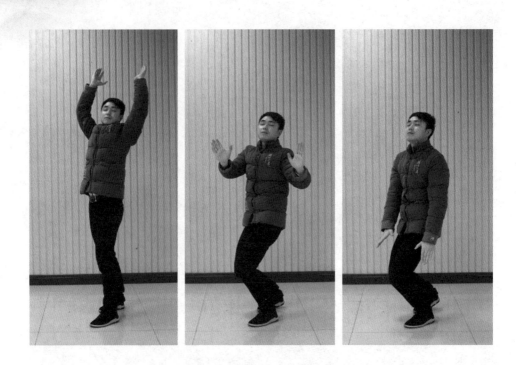

第十一式，灵龟戏水：9次。

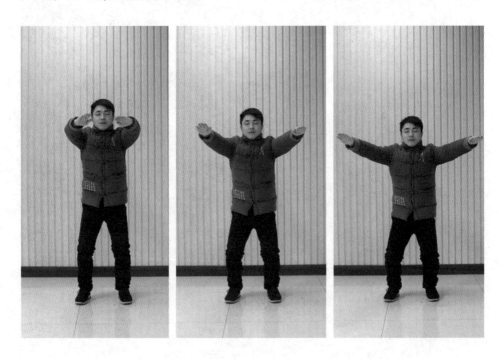

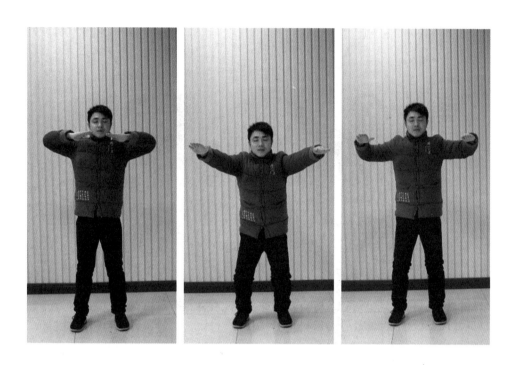

第十二式,汇元桩:9次。

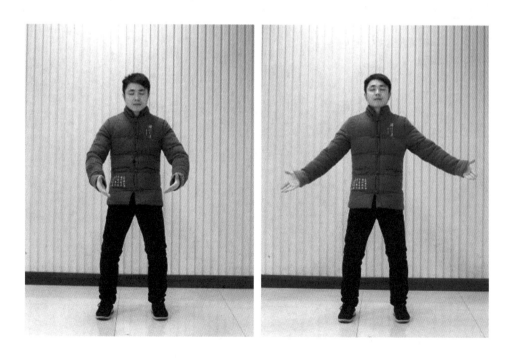

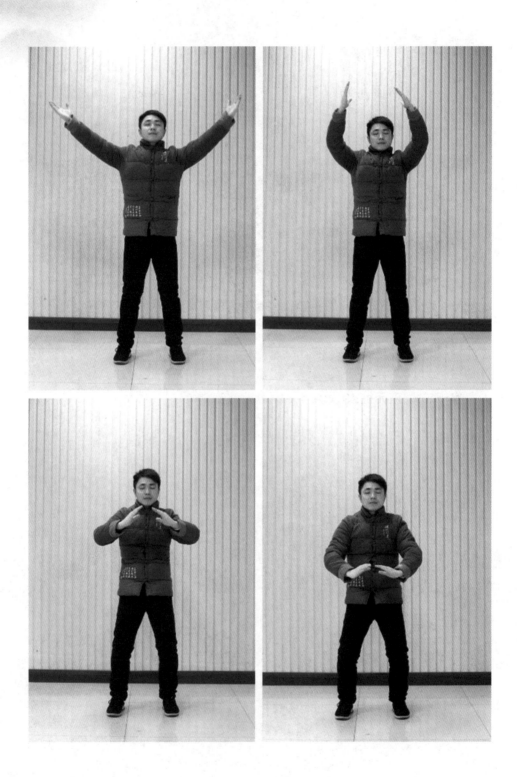

第十三式,龟息: 9次。

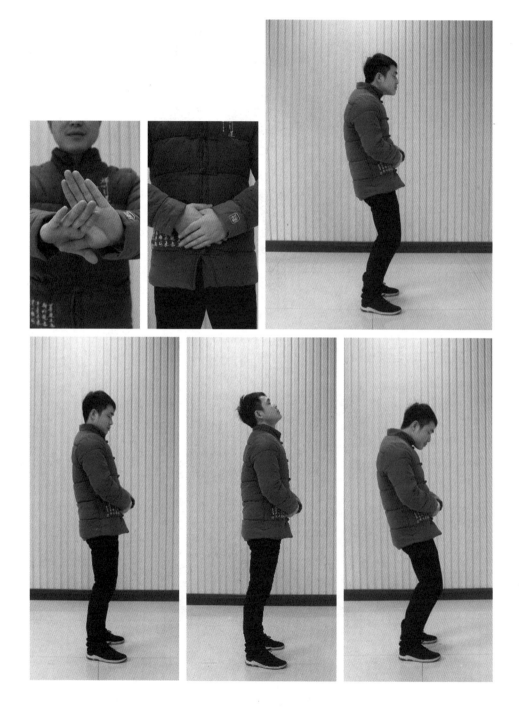

第十四式，闭眼，屏蔽外音。

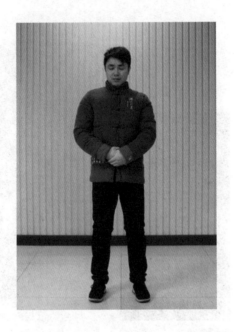

第十五式，全身放松。

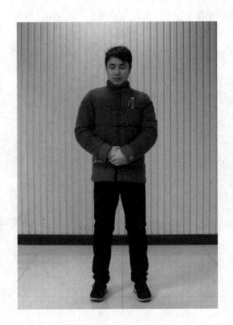

第十六式,集中注意力:调入鞠教授百米形象数十秒或者其他权威者形象。

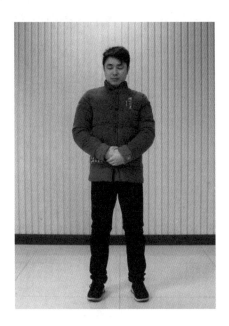

第十七式,百会穴排黑气1～3次。

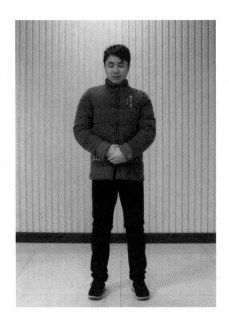

第十八式，吞津汽化至丹田变成免疫力保健全身。

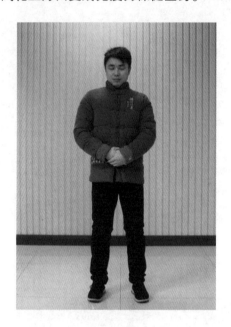

第十九式，龟形桩：9次。

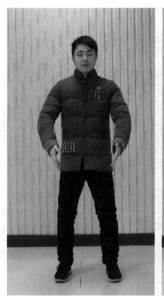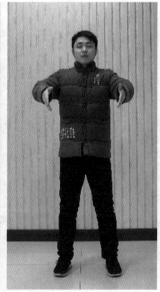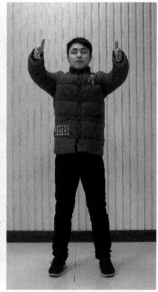

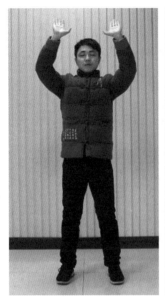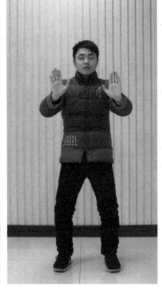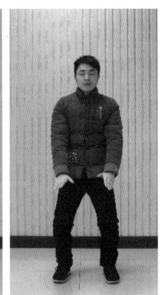

第二十式,解除自我催眠,搓手抚脸。

注意：动作虽然是非常必需的,但又不是起效果的重点,而是动作带来的心理暗示才是重要的,而这个心理暗示又在很大程度上取决于教师在现场的功夫,以及用特种催眠技术的作用,所以不能搞错重点,过度追求动作的准确性,否则是无法放松的。

再次提醒：龟形身心柔术光看书本和图案学习是很困难的,这是一门功夫而非知识,犹如学游泳、开车、骑自行车、学中医学、学美术、学音乐……光看书学习成功的人极其罕见,应跟随笔者现场练习,同时用特殊的催眠技术激活,才会掌握这门功夫。

第三节 心身疾病经典心理干预工具三：《情绪管理心理学》课程

　　自我情绪管理不仅和个体的主观幸福、家庭幸福、职场和事业成功有关，也和心身健康密切相关，《情绪管理心理学》课程，是笔者干预各类心理疾病和生理疾病的基础干预方法，也是共性方法，在心理干预中属于认知调整的范畴。

　　认知心理学认为，个体面对相同的事情，有不同的评价方式（即不同认知），在特定评价方式体系处理后，对待相同的事情，个体也会出现不同的行为、情绪。

　　如妻子的脑海中有这么一个观念：好丈夫的标准之一就是要早回家。那丈夫晚回家，就一定会受到妻子的责怪。如果妻子的认知标准是：好丈夫的标准就是努力赚钱养家。那么丈夫晚点回家，妻子也不会有太多的抱怨。

　　而个体潜意识中错误、不当的认知，会引起在情绪上、心身上的痛苦。《情绪管理心理学》课程可以帮助我们认识错误的认知，建立正确的认知方式。

　　课程内容有：

　　阐述了情绪管理心理学的基本理论，很多是笔者独有的学术看法，也结合了前人的学术成果，包括潜意识理论、认知理论、利己利他平衡论、欲望二元论、社会暗示论、态度协调论、生化情绪论及其局限、二元相对平衡哲学、人本主义哲学等。学习本部分内容，会对个体的心身疾病问题、情绪问题有深刻的理解，理解心身及情绪背后的产生原因。

　　具体阐述了导致个体出现心身问题的具体潜意识认知错误，包括对错程度论、视角大小论、黑箱心理效应、悦纳自己论、攀比论、价值观宽度论、感恩心、面子观论、爱的需求强度论、公平论、风险放大论、社会关系与主观幸福、抱怨的害处、接纳不完美等。

　　笔者的大量实践发现，学习《情绪管理心理学》课程，对各类心身疾病的缓解都是有益的。学习的方法有三种，现场学习、视频学习和看书学习，效果为现场学习最好，视频学习效果第二，看书学习效果第三。现场课堂学习需要特别的机缘；看书学习虽然效果第三，但看书学习最为方便。笔者已在复旦大学出版社出版了专著《情绪管理心理学》，可与本书配合学习。

　　学习《情绪管理心理学》课程，多次学习比单次学习效果好，众人共同学习比个人学习效果好，几家人一起学习比几个人一起学习效果好，边学边对他人宣讲比纯粹学习效果好，也就是当老师是最好的学习方法。

第三章

负面人格批判

　　特别温馨提醒：认真地阅读本章的过程，就是身心调整的一个有效步骤，读本章时需要读者先放弃对错判断，最好全部读完本章再进行对错判断。因为每个有极端负面人格和心身疾病的人，都是不自知的，在意识层面和潜意识层面都隐藏着许多自己所不知道的错误价值观，这些错误价值观具有自动的防卫功能，如果刚接触本章一点点，就判断对错，实质是以固有的错误价值观为标杆进行判断，很容易倾向于拒绝，于是导致对后来信息的防御反应，读书的效果就很差。

　　这就是所谓的"人难有自知之明！"古人的至理名言。

　　所以最好请先放弃对错判断，以开放的心态，先多次阅读，后判断。

　　还要告诉大家的是：有心身疾病问题的读者，对本章要多读几次，再进行判断对错。

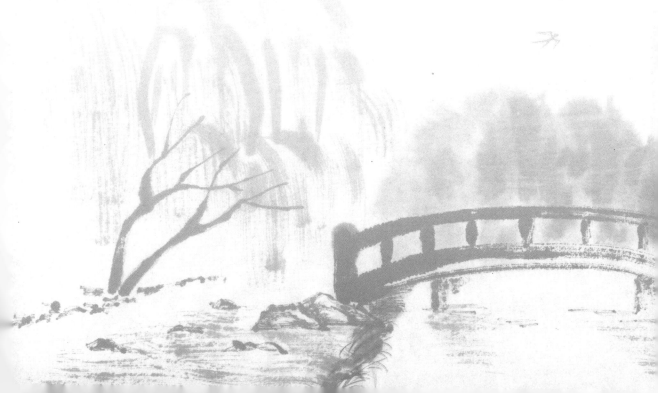

第一节　指责型人格批判

一、认识指责型人格

指责型人格：个体潜意识是低价值感的，关注的焦点在他人或事物的缺点，并且潜意识当中有一个深刻的观念，就是真心实意地认为评判他人是为了他们好。

按照潜意识安全感的不同，指责型人格又可以细分为两种类型：一种是安全感较强型，他会对周边人群特别是亲密人群进行大量的批评；另一种是安全感较弱型，他对周边人群的批评主要埋藏在心间。这两种类型的指责型人格都容易更早罹患癌症和其他心身疾病，但是后一种安全感较弱类型的指责型人格得癌症的概率比前一种要大得多。

二、指责型人格形成的原因及危害

笔者倾向于认为指责型人格的形成与基因没有关系，而是主要来源于以下三个方面。

第一，来源于父母。子女活动方式容易拷贝父母，这是萨提亚心理学的重要观点。大量的统计学数据证实：指责型人格绝大多数是从父母那里拷贝来的，而且绝大多数是同性别拷贝。其中，子女有70%的可能性，潜意识拷贝同性别父母的指责型人格。也就是说，母亲是指责型人格，女儿也容易成为指责型人格；父亲是指责型人格，儿子也容易成为指责型人格。比如，母亲是指责型人格，整天通过语言指责或行动暗示老公这里不好、那里做错，那么女儿也特别容易受到母亲的这种明示与暗示，养成指责型人格，长大以后容易潜意识聚焦在别人的缺点，发现丈夫浑身上下都是缺点。另外，约20%的子女，是异性别拷贝，即儿子拷贝母亲的指责型人格，女儿拷贝父亲的指责型人格。比如，父母离婚，儿子从小被判给母亲抚养，母亲是指责型人格，儿子潜意识拷贝对象没有父亲，这种情况下儿子潜意识主要拷贝母亲，儿子也特别容易成为指责型人格。还有，剩余10%的子女，是父母谁也不拷贝，其潜意识批评、表扬模式是从社会而来。

第二，来源于过往生活经验。比如，个体潜意识中价值感严重不足。早年受到父母过多批评甚至家暴，受到老师过多批评，或者在长大之后，受到社会过多批评，青少年时代有过巨大的失败经历形成创伤，并进入潜意识……这些过往经历都有可能导致个体潜意识中自我价值感严重不足。于是，在有安全感的情况下，大量批评他人，显示自己高人一等，如果是没有安全感，不敢直接批评对方，也会在心中暗暗批评他人，以获取价值感。

第三，来源于工作环境。比如，青少年时代并没有指责型人格，成年后做了质量检验员，专门负责找毛病，业绩显著，进而晋升为质控总监，强化机制非常明显，个体感到找人毛病好处巨大，进而形成指责型人格；或者做了检察官，成绩斐然，不断升迁，而且工作思维泛化到生活中，导致工作、生活不分，总是用警惕的眼光看着周围的人，容易注意配偶、孩子的缺点，形成指责型人格。

指责型人格非常稳定，它不是意识层面的观念问题，而是深层潜意识问题，要做大量反省、学习和自我改造，才可以缓解问题。

作为指责型人格的亲朋好友是非常痛苦的。无穷无尽的批评会从各种匪夷所思的角度向他们涌来。指责型人格的亲密人群得心身疾病的概率也比社会平均水平高。

带有指责型人格特征的人，也是失眠、抑郁症、焦虑症、高血压、糖尿病、皮肤病、癌症等各类心身疾病的高发人群。

如前文一再提到的，指责型人格的人感恩心差，因为潜意识中关注焦点是他人的缺点，散发出来的潜意识很难调动周边社会支持力量来支持他的事业和生活，导致运气差。

三、指责型人格极端案例

列举一些在指责型人格当中也算是极端水平的案例。

案例一：

　　一个人手机掉地上，万幸手机没有摔坏，他很庆幸、很开心。极端指责型人格者会敏锐地发现这位同学的问题，他会直言不讳地告诉这位同学：手机掉地上没摔坏，说明你矮。

案例二：

　　有人在2020年新年宣誓道：我一定要努力奋斗，今年一定可以咸鱼翻身！指责型人格者会真诚地指出：咸鱼翻身，还是咸鱼！

案例三：

　　老公在家里唱歌，极端指责型人格者会在老公面前丢个钢镚儿。

案例四：

　　极端指责型人格者的一位长相一般的女同学说：天这么黑了，我走回去，会不会遇到流氓对我非礼啊？极端指责型人格者会回答：你做梦！

改变指责型人格是可以做到的，但要花大工夫。以下是给指责型人格者的处方：
（1）认真学习本节，做笔记，写出学习心得；
（2）以本书为基础，家庭成员学习讨论反省，几家共学效果更好；
（3）学习身心柔术；
（4）深度催眠多次，调整潜意识。

第二节 控制型（无才型）人格批判

一、认识控制型人格

> **控制型人格：** 领导欲望特别强烈，喜欢当家作主。控制型人格按照对外部是否增加正向效应，分为有才型控制人格和无才型控制人格两种。

有才型控制人格是指领导欲望强烈，又有和领导欲望相匹配的领导才能，这样的人是优质的人才，对组织、社会是有利的。比如，一家企业的高层领导经过层层选拔之后，出任公司管理岗位，具备领导一个部门或整个企业的能力。在强烈的领导欲望驱使下，他们发挥自己的领导才能，对自己所负责的团队给出计划、组织资源、推动执行。具备这种控制型人格的领导对外部正向效应是多面的。

与有才型控制人格对应的是无才型控制人格，也是本节的重点批判对象，即领导欲望很高，却没有领导才能的人。无才型控制人格有以下三个特点。第一，这类人的领导欲望常常无法从社会上得到满足，因此就把这种领导欲望施加到亲密人群身上，主要是家人身上。因为他们对家人有安全感，才可能实施这样的行为。对于距离远的人，因为安全感程度减弱，这种领导欲望程度也随之减弱。第二，当无才型控制人格没有办法做主时，内心失落感巨大，非常难受，负面情绪体验很高。第三，无才型控制人格最常见的例子是强势的母亲，常常给亲密人群带来巨大的灾难。当然，无才型控制人格也可以是男性，比如有的文职军官无下属可指挥，就训练老婆在家里向他敬礼。据报道，某国有一男人,通过艰苦的训练,终于大功告成,每天上床之前,老婆都要"啪"地立正,向他敬个军礼!

二、恶性控制型人格的典型表现

恶性控制型人格主要有以下四种表现方式。

第一种,把自己的喜好向亲密人群推广。比如,自己喜欢吃这个菜,就强迫子女、老公也吃这个菜;自己喜欢这种颜色的衣服,就强迫子女、老公也穿这个颜色的衣服;自己喜欢这个头发款式,就强迫亲密人群也试这个头发款式;自己喜欢说话声音小小的,就强迫亲密人群说话声音也要小小的;自己喜欢某种人,就强迫儿子讨这样的人做老婆……

第二种,把自己的生活细节当作世界真理向亲密人群推广。比如,要求洗完手,必须甩三下把水甩掉,多一下或者少一下都不行;擦手用的纸必须折三下;女孩跑步时,喘气不能太大,否则像牛叫,影响女人形象……无才型控制人格由于在宏大的事情方面不懂,所以只能在细小的方面发挥领导才能。

第三种,在自己不懂的领域做决策。无才型控制人格还有一种表现形式是在自己不懂的领域做决策。比如,在家人需要医疗时,无才型控制人格会自己当医生。遇到自己或家人生病,无才型控制人格的第一反应不是去医院求助医生寻找解决方案,而是凭经验感觉或者道听途说自己给出治疗方案。很多时候疾病没有解决,反而会延误最佳治疗时机,导致疾病恶化甚至患者死亡。又比如,在事业发展上,控制型人格会帮子女强行安排工作,完全不考虑工作内容与子女兴趣及能力的匹配度,造成子女事业失败甚至产生心理疾病;或者过多介入子女开办的企业,在企业中给出大量指令和评价,严重影响企业日常经营。还有的无才型控制人格喜欢深度介入亲友的婚恋问题,对亲友自己喜欢的目标婚恋对象予以否定、打击,自己亲自上阵安排符合自己偏好的婚恋对象,导致亲友婚后生活极其痛苦。当然,除了上述这些领域,无才型控制人格还在股票、购房、教育深造、留学、移民等多个领域做决策。由于对这些领域知之甚少,决策失误率非常高。

第四种,永远把子女当小孩。把子女当小孩也是无才型控制人格常见的表现形式。很多无才型控制人格在子女成年后仍旧把他们当作10岁孩子来管理。成年子女出门了要报告行踪，晚上10点必须回到家里，大小决策必须上报等。口头上说是关心爱护，实质上是无才型控制人格为了满足自己的控制欲望。

无才型控制人格的表现形式可能是上述的一种或者几种。

三、无才型控制人格形成的原因及危害

无才型控制人格的来源主要有两个方面。

一方面是基因因素。笔者认为，领导欲望是有基因因素作用的，这是大量观察的结果。但是，领导才能主要是基因因素、教育条件、锻炼机遇三方面共同起作用的结果。

特别要解释一下锻炼机遇。所谓锻炼机遇就是：人的领导才能是因为得到锻炼的机会，才能有所提高的。为什么大学学生干部到社会上后事业成就更大？这是因为他超前锻炼！一进入社会，就有领导才能优势，容易获得更多的锻炼机会，形成更强的领导能力，出现了强者愈强的马太效应。

另一方面，无才型控制人格也是70%模仿同性别父母的结果。如果父母中有一方志大才疏又喜欢当家作主，同性别子女容易拷贝学习。

但是，我们强调，第一条是主要因素，第二条是次要因素。

无才型控制人格会使得亲密人际关系空前紧张，远处人际关系不一定紧张，因为领导欲望的释放必须在有安全感的范围，非亲密人群不会理会他的领导，他也不敢去领导。这和有才型控制人格正好相反，由于有才型控制人格能力强，在社会上领导欲望已经得到充分满足，反而对亲密人群懒得领导了。此外，无才型控制人格由于亲密人群人际关系紧张，反过来又会影响自己的情绪，形成抑郁、焦虑等心理疾病，还容易产生高血压等心身疾病，严重的无才型控制人格还容易年纪不大就得癌症。

无才型控制人格可以缓解，但有一定难度，要花大工夫。那么，无才型控制人格如何进行调整缓解呢？笔者结合自己多年研究成果给出如下处方：

（1）养狗以满足部分控制欲，这条虽然有作用，但不会根本性地改变人格特征；

（2）引导无才型控制人格者从事教师职业；

（3）跟所有认识的亲朋好友去讲无才型控制人格的危害；

（4）学习身心柔术；

（5）找附近专家做深度催眠；

（6）几个家庭共同学习本书及本节，并展开坦诚的讨论。

第三节　回避–拖延型人格批判

一、认识回避–拖延型人格

> **回避–拖延型人格：**在遇到困难、问题与挫折时，会习惯性地、本能地、大量地以回避的方式应对，因此会与周围环境造成严重的不适应。

由于回避型人格不能及时处理生活问题，使问题堆积发酵，最终造成极强的负面情绪体验，其抑郁症及其他心身疾病的发病率比社会平均水平更高。

此类人格回避问题的主要方式有以下16种。

第一，行动拖延。就是通常所说的特别严重的拖拉病，但一般配合做工作计划、自我欺骗、宏大理想、过会儿就做的想象等平衡内心内疚。

第二，自我欺骗。以旁人看来不客观的方式欺骗自己，使自己感觉困难、挫折与问题不存在。比如，回避–拖延型人格的配偶出轨，他是看不见的，即使有明显的信号，也会被他歪曲成令人可以接受的东西。又比如，回避–拖延型人格在跟妻子吵架后，不采用积极面对的方式解决问题，而是拿起妻子的手机，以妻子的名义给自己发送一条道歉短信，发完之后，便感觉到问题已经解决，浑身舒坦。比如，肥胖的回避–拖延型人格者会自我安慰：胖好，刮台风时稳。

第三，空有宏大理想。以未来宏大的理想掩盖现在行动上的拖延，减轻自己的内疚感。比如，现在学习成绩很差，却赌咒发誓一定要考上清华大学。

第四，以计划代替行动。以做详细的工作计划代替行动，平衡自己的内疚感。公务员家庭的孩子尤其擅长此种方法。

第五，嗜睡。睡得特别多，是为了回避现实问题，潜意识"指挥"两眼一闭，问题皆无。

第六，归因朝外。就是找失败的原因时主要到外部找，都是父母的错、配偶的错、兄弟的错、同事的错、公司的错、机关的错……乃至社会的错。总之，不是自己的错，这样心里就舒服了点。

第七，随意撒谎。习惯性地以撒谎应对眼前困难，这种撒谎一般质量比较差，因此，后面麻烦更多，比如骗父母说"作业已经做好了"，不管这种谎言是否容易马上被戳穿。有的人撒谎是经过认真思考的，质量偏高的，不属于这里所说的随意撒谎。

第八，喜欢做象征行为。只做实质行动里小部分的、容易做的行动做象征，以之代替实质行动。比如，面对考试，买许多参考书，代替认真学习，平衡自己的内疚。比如，男人不愿面对工作的艰难，缩在家里不外出工作了，于是装模作样地炒股，好像也在工作。再比如，深夜床上夫妻吵架，老婆大吼：我一分钟也不想看见你了，回避-拖延型人格老公立刻把灯拉黑了，觉得这是解决问题的正途。

第九，电子游戏成瘾。用电子游戏里的英雄形象补偿现实生活中的"狗熊"形象，特别喜欢玩电子游戏，是相当典型的回避-拖延型人格的特征。

第十，答非所问。回避-拖延型人格中至少有一半的人有答非所问的习惯，原因是直接回答问题有心理压力。比如，回避-拖延型人格者严肃地宣布：根据多年观察，我终于发现了股市的规律，就是有涨必有跌！

第十一，过度乐观。回避-拖延型人格的人常常夸大乐观的作用，表现为过度乐观。如果运气不好，回避问题导致问题积累发酵严重，又会变为极度悲观，即抑郁症。

第十二，形式主义。以喊口号、刷标语、开会议、让大家填表格……代替实际行动。

第十三，爱做白日梦。部分回避-拖延型人格喜欢做白日梦，想象自己未来功成名就、众星捧月的样子，麻醉自己，以逃避现实问题。

第十四，补偿反应。这类人非常希望好好学习，却又不愿意奋斗，于是找一个学霸女朋友或者学霸老婆补偿自己。非常希望创业发财，但是不愿意吃创业的苦，或者创业失败了不敢再尝试，于是在自媒体上发表无人看的财经小说聊以自慰。阳痿了，不是勇于接纳自己，或者积极治疗，而是"黄话连篇"，表现得好像很好色的样子。特别想找女朋友，又没有勇气，于是拼命地给网红女主播打赏。

第十五，抓次放主。优先解决次要问题，把主要问题放一边，原因是主要问题难解决，次要问题容易解决。比如，饭店亏本，主要原因是厨师长选错了，回避-拖延型人格的人会真心认为亏本的主要原因是菜谱的名字没取好，于是卤猪耳朵改名波格儿，红烧猪蹄改名走在乡间的小路上，仿佛这样就可以万事大吉。

第十六，行为退缩。遇到困难、压力、挫折，个体行为向低年龄方向转变，以孩子的方式应对成人的问题。比如，遇到单位辞退，干脆不上班了，不去找工作了，躲在家里，整天琢磨彩票中奖规律，仿佛是在工作，或者研究股票市场的规律、期货赚钱法则、张献忠长江沉宝何处、蒋氏家族民族振兴基金解套方案等这些不着边际的事情。躲在家里，是典型的退缩行为。

回避-拖延型人格不一定会全部采用上面的回避方式，但会用其中的一种或几种。

二、回避-拖延型人格形成的原因及危害

笔者倾向于认为回避-拖延型人格没有基因性。回避-拖延型人格的主要来源有两个。

第一个来源是对同性别父母的模仿。回避-拖延型人格的父母之一或者两个都有回避-拖延型人格，于是70%的回避-拖延型人格潜意识里学习拷贝其父母的回避-拖延型人格。

第二个来源是个体人生体验中有以回避方式应对问题获得重大好处的体验。比如，一名回避-拖延型人格者因为其行为拖拉，没赶上飞机，其家人为此还和他吵架，结果飞机失事了。他庆幸不已。从此，从一般的拖拉行为变成严重的回避-拖延型人格。

回避-拖延型人格在特殊的情况下还会成为职场优势，这主要出现在某些

国家的某些政府机构。这些机构有着拖拉、敷衍、淡化、形式主义的组织文化。回避-拖延型人格被贴上了成熟、稳重的标签，倒有不少反而因此升迁的；相反的，勇于面对问题、锐意进取的人反而升不上去。

　　回避-拖延型人格不一定发展成抑郁症。比如，他的运气比较好，人生比较顺利，严重的问题不多；又比如，嫁了个好老公，对方是一个超级行动主义者，把问题弥补了，那么生活也是快乐的；或者成了某个机构的公务员，回避-拖延人格反而成了优势，人生倒也是幸福的。不过，多数回避-拖延型人格最终生活状态很糟糕，年龄越大，积累的问题越多，苦恼越多。

三、回避-拖延型人格极端案例

回避-拖延型人格的极端案例如下。
案例一：

　　父亲问回避-拖延型人格的儿子："康熙雄才大略，八岁就做皇帝管理天下，儿子，对此你有什么感想吗？"
　　回避-拖延型人格的儿子答："那是他爹死得早！"

案例二：

　　失恋的回避-拖延型人格男子喜欢吟这类诗：
　　当心爱的女人披上了婚纱，
　　伤心欲绝的我披上了袈裟！

案例三：

　　改不掉麻将癖好的回避-拖延型人格者，对《三国演义》中三顾茅庐的读书体会是：为什么刘备三顾茅庐？那说明，三缺一是一件多么痛苦的事！
　　仔细研究《西游记》连续剧里面沙僧挑的担子是什么："肯定不是衣服！

剧里从头到尾衣服都没换。肯定不是吃的！一路四人都是化缘的。一定是麻将！正好四个人嘛。说明搓麻将有助于伟大事业的成功！"

总之，回避-拖延型人格者很容易将自己的不良行为合理化。

改变回避-拖延型人格是可能的。最根本的是本人必须从灵魂深处进行真正的深刻反省。笔者给回避-拖延型人格的纠偏处方如下。

（1）深刻地学习本节，放下心理防御，深刻反省自己的过失；

（2）把自己的近期目标向亲朋好友广而告之。比如，学生可以向亲友公告：我期末成绩要提高5个名次，如果我做不到，你们都不要给我压岁钱；

（3）组织小讲座，你自己做讲师，以本节为教材，宣讲回避-拖延型人格的危害性；

（4）几个家庭共学本节或本书，各自谈体会，防止自我欺骗；

（5）多多练习各类身心柔术，行意合一，让行和意互相影响、互相强化、互相支撑；

（6）由专家做深度催眠调整潜意识。

第四节　计较型人格批判

一、认识计较型人格

> **计较型人格：**此类型人格的人，对微小的物质利益和微小的精神利益的得失看得很重。

相信大部分人周围都或多或少地存在这种人格类型的人，他们的愤怒、生气、抱怨，往往可能就仅仅是因为你在给他们发红包时，比别人少给了一分钱。或者，仅仅是因为你在跟他们说话的时候声音稍稍高了一个分贝……

总之，一些常人根本都不会去注意的事情，在他们眼里却是很大的事。

只要跟他们待在一起，你必须紧绷着自己的神经，稍有不慎，你可能就会陷入无尽的深渊之中。

此类人最大的特点就是凡事斤斤计较。这样的人，容易产生烦恼，进而导致抑郁症、焦虑症、失眠、高血压、糖尿病、皮肤病、肠胃病、甲状腺疾病、风湿类疾病、便秘及心脏病等心身疾病，也增加了年纪轻轻就患上癌症的概率，即疾病的发生率会大幅度上升。

同时，这类人容易跟周边的朋友亲人搞不好关系，因此容易造成人际关系紧张。人是一个群体性的生物，一旦一个人与周边环境不能和谐相处的时候，他对环境的适应就会出现问题，这也容易导致这类人情绪体验负面，心身疾病发生率会大幅度上升。

注意，斤斤计较不仅是指物质与精神方面的计较，还包括对面子、亲近程度（争宠或吃醋）、安全感、权力、机会及地位等方面的计较。

只要跟他们待在一起，你就会常常听到：

"为什么他有机会晋升，而我却没有？"

"为什么他开会的时候可以坐在老板旁边，而我却不能坐在老板身边？"

"为什么你只是当众批评我，却不当众批评他？"

"我跟他一起完成的这个项目，为什么老板只表扬他，而对我却只字不提？"

……

究其原因，中国人斤斤计较的风气很盛，首先，这可能是文化因素；其次，从历史上看，中国人曾经历了刻骨铭心的贫穷，贫穷经历已经进入了许多人的潜意识；最后，中国人口众多，资源相对贫乏，机会也相对贫乏，养成了国人对于利益得失非常看重的习惯。

二、计较型人格极端案例

笔者多年来从事此方面的心理学研究，遇到过许许多多因斤斤计较而产生严重心身疾病的案例。

案例一：

一位50余岁得癌症并且有抑郁症的妇女，她得抑郁症在前，得癌症在后，和亲人的人际关系很紧张。她的斤斤计较给我留下了无比深刻的印象。她曾经有这样的事例：晚上十一点四十分的时候把老公和孩子从床上赶下来泡方便面吃，为什么呢？因为她突然想起到十二点钟方便面的保质期就到了。

案例二：

一位退休的妇女，患有抑郁症兼风湿类疾病和皮肤类疾病，家庭关系十分紧张，更糟糕的是老公也被她弄成了抑郁症，造成这些问题的主要原因就是斤斤计较，比如她不顾口形不同，竟然提议和老公共用一副假牙！

案例三：

　　一位40多岁就得癌症兼焦虑症的患者，他还有糖尿病，家庭关系也十分紧张。他的斤斤计较的事例也是匪夷所思的。他为了省钱，把全家的尿混在一起去检测糖尿病，美其名曰：如果没有阳性指标，就说明全家人都没有糖尿病！

案例四：

　　有位患者，年纪轻轻就得了癌症，兼患强迫症，无比斤斤计较。他是这样教育自己的孩子的："孩子啊！过日子是有窍门的，如果客人来了，菜不够，怎么办呢？加盐！"他的精神果然被他的女儿所继承。过春节时，他女儿收了很多红包，舅妈开玩笑说："给我一个红包吧！"他女儿默默地把红包中的钱拿出，真的把红包给了舅妈。还有一次，他女儿收红包时还用验钞机验了验真假，估计他女儿的人生一定也会很痛苦的。

案例五：

　　笔者一个学生的老婆，患有焦虑症兼高血压和风湿类疾病，无比斤斤计较，家庭关系十分紧张，心情烦闷，丈夫是老板，丈夫赚的钱全归其支配。早年丈夫就因为给自己爸妈买了一辆小车，差点闹成离婚。现在小车已经用了十几年了，有点坏了，公公抱怨车子声音太响。这个儿媳妇孝顺地、体贴地送上了一副耳塞子。

案例六：

　　还有个人，40岁得了甲状腺癌，伴高血压、糖尿病，原因是抠门无比，他外出公差，住星级宾馆，看见宾馆里的饮料很贵，每瓶10元，而外面市场上只要每瓶4元，于是外出花4元钱买了一瓶同样的饮料，和宾馆里10元一瓶的饮料对换,觉得占了很大的便宜。

案例七:

> 有个学生报告说他的配偶过于抠门,送其配偶到课堂来学习和改造思想。这个人和家人的关系也十分紧张,还有皮肤病,一只耳朵也听不清了,斤斤计较得出奇,她在课堂上竟然提出:"我有一只耳朵听不清,所以我申请听课学费减半。"

斤斤计较,不仅是物质层面的,也可以是精神层面的。随着中国社会的发展,经济越来越繁荣,走进小康生活的家庭比比皆是,农村同样在这种社会主义改革的浪潮下越来越富有。所以,现在农村家庭妇女自杀,很少有生活困难导致的,多半是因为旁人的闲言碎语。

笔者曾接到过一个紧急电话,某学生的农村亲人喝农药自杀了,该亲人在面子上十分斤斤计较。我赶紧叫人去查他买农药的时候是否讨价还价。情报传来,他买农药的时候拼命地讨价还价。笔者就放心了,他死不了的。一般而言,人有求生本能,自杀的人并非只想死,而是想死和想活两种意识同时存在,人在自杀的一刹那,求生本能会强烈涌现,更何况这个人买农药时还砍过价。如果一个人真的一心想死,他还会管什么价格,就算这个农药要花费他一个月的工资,他也会毫不犹豫地将其买下来。后来情报传来,因他喝农药太少,果然没死。

总的来说,计较型人格是可以改变的,需要认真反省。笔者给计较型人格开出如下处方:

(1) 以本书为基础认真地进行自我反省;

(2) 以本书为基础,组织家庭学习反省讨论会,几个家庭共同讨论效果更好;

(3) 学习身心柔术;

(4) 找附近专家做深度催眠多次;

(5) 做家庭管理心理学宣讲师,以讲促改;

(6) 故意把字写大,写成1.5厘米左右的大小。

第五节　牛角尖型人格批判

一、认识牛角尖型人格

牛角尖型人格： 牛角尖型人格是指责型人格的一种特殊形式，主要是注意力集中于小概率事件，注意力不容易转移，并且喜欢批评人，喜欢抬杠，导致个体跟社会严重不适应。他们很多时候是意识不到自己问题的严重性，甚至当别人指出来你是在钻牛角尖，他也会铿锵有力地反驳道，你才钻牛角尖。

牛角尖型人格除了具备指责型人格的共性特征（详见本书"指责型人格批判"的章节）之外，还拥有以下七个特殊的特征。

第一，牛角尖型人格关注点多数集中于小概率事件。比如，小孩子问：狗有几条腿呢？一般我们都会说：狗有四条腿啊。牛角尖型人格的人会说："你说得不准确，狗也有五条腿的，我上次在畸形动物园就看到了五条腿的狗。狗还有三条腿的，我在农村里就看见过三条腿的狗，一条腿被别人砍了。"确实，从钻牛角尖的角度，你不能说他错了，这类小概率事件是存在的，但这样沟通，非但不会把事情搞明白，而且还会把人搞糊涂。比如，五岁的孩子问爱钻牛角尖的爸爸："爸爸，狗有几条腿啊？"爸爸回答："狗嘛！有时是三条腿，有时是四条腿，有时是五条腿。"这样的牛角尖教育，不是把孩子教得更明白了，反而是把孩子给教糊涂了。再比如，当你在和牛角尖型人格的人说："很多人切洋葱时，眼睛经常会被辣得流泪。"对方会说："不一定是洋葱辣得眼睛流泪，也可能是切到手指了。"这样的沟通是很困难的。

第二，牛角尖型人格者注意力不容易转移，导致特别容易以偏概全，视角集中在某一点或某几点来评判某个人或事的好坏。

牛角尖型人格的人看人常常偏差很大。事实上，我们说某个人好或坏时，不是通过某一点或某几点来评判的，而是要整体地、全面地看待人或事的好与坏。比如，某个人做了50件事情，其中43件事做的是对的，有7件事情做错了，而且不是十恶不赦的错误，都是一些在常人看来即使做错了也不会有极大的损害的事情，是可以原谅的。牛角尖型人格的人容易关注到这7件错误的事来定性这个人是坏人。相反，如果某个人做了50件事情，其中43件事做错了，7件做对了，牛角尖型人格的人也很有可能只关注到这7件对的事情，来定性此人是好人。牛角尖型人格者关注人的优点或缺点是没有方向性的，完全在于首先看见什么。看见以后就死盯着好或坏不放，看不见其余的信息。

第三，牛角尖型人格的人经常会抓次要的事情。比如，笔者曾经碰到过这么一位老师，他是中学化学课老师，关键是他在大学学的是物理学专业兼修化学，而且他也很喜欢物理。在我们想来，毕业后如果做老师，正常都是会教物理课程，可是为什么他却教了化学呢？原来当他到这个中学时，发现物理教研室的门正对着厕所，于是在当校长问他是教化学课程还是物理课程时，他坚决地选择了教化学课程，因为化学教研室的门不对着厕所，从此以后就一直教化学，为了如此次要的问题放弃了自己喜欢的物理。

第四，牛角尖型人格的外在表现形式是特别喜欢抬杠。最喜欢说的语言是"这不一定哦"之类。我们经常会碰到当你跟牛角尖型人格的人在说一个社会普遍现象的时候，他会经常真心地、不知不觉地举出小概率事件来反驳你。

> 比如，别人说："接受高等教育对人生成功、人生幸福很重要。"牛角尖型人格者就反驳说："你错了，比尔·盖茨大学没毕业。"他人说："上海很漂亮。"牛角尖型人格者就反驳说："你说得不对，上海也有很多贫民窟。"他人说："工作敬业是社会生存的基本条件。"牛角尖型人格者就反驳说："你胡说，某某著名公司员工累得跳楼了……"

第五，牛角尖型人格的人给人感觉是超级固执，非常不接受他人劝说，一旦拿定主意,不撞南墙不回头,不见棺材不掉泪,不到黄河心不死,非得吃极大的苦头才会改变。熟悉他的人,如父母、亲朋好友、同学、恋人、同事等,常常会对他的评价是倔脾气、犟、倔驴、犟头倔脑、驴脾气等之类的语言。

第六,牛角尖型人格的人在对待他人的态度上还有一个特点:对你好时热情如火,想尽各种办法对你示好,但可能因为一个意想不到的原因,突然转向,变得冷若冰霜,态度的变化差异非常大,即"热如火,冷如冰"。

笔者的一个学生便是典型的牛角尖型人格,他爱上了一个女孩子。这名女孩子是个美籍华人,他为了这个女孩子,抛弃了党委副书记的工作,甚至准备抛弃国籍,到美国去创业,可谓爱得发狂。后来这个女孩子把他们同居屋子里的乌龟扔掉了,这个学生情绪竟然发生巨大变化,认为怎么可以这样对待一条生命,立刻和女孩子分手,而且在3天之内,换掉手机号,换掉微信号,换掉QQ号,换掉住处,切断一切联系渠道,新住处和原住处相距60公里,这段狂热的恋情立刻冷如冰霜。

第七,牛角尖型人格者的选择性遗忘程度远高于平常人。牛角尖型人格者对于自己不利的事情经常比平常人更快、更容易忘记,这种忘记不是撒谎,而是真真正正地忘记,对于自己有利的事情常常记得特别牢。比如,你对牛角尖型人格的老婆说:"你以前用诸如……难听的语言骂我,是非常不对的!"老婆很可能跳起来说:"我什么时候这么骂过你,我怎么不记得?"要知道,她不是在撒谎,她是真真正正地忘记了。

二、牛角尖型人格极端案例

下面再举一些在钻牛角尖当中也算极端水平的案例。

案例一:

有同学买了个耳机,塞到耳朵里试听,发现有一个耳机没声音,于是抱怨道:"这家店真差,给我的耳机左边没有声音。"牛角尖型人格者会在旁边亲切地纠正他的思维错误："你是鞠教授的学生，思维应该严谨些，不能有漏洞，你怎么就轻率地下结论说这家店太差了呢？也许是你左耳朵聋了呢！要查一查，你也太不严谨了！"

案例二：

　　极端牛角尖型人格者对同学说："你没刷牙吧，嘴巴里有股韭菜味儿！"
　　同学答："我肯定刷了牙，骗你我就是小狗！"
　　极端牛角尖型人格者说："那你一定用了韭菜味的牙膏！"

案例三：

　　同学说："申请吉尼斯纪录是很难的！"
　　牛角尖型人格者说："难什么难！砍棵树，两头削尖，就可以申请世界上最大的牙签！在地球任何一个地面上刨三个小洞，三根手指伸进去，就可以申请世界上最大的保龄球！"

这类人格可以改变，就是要花大工夫修炼，我们给出的处方是：
　　（1）认真学习本节内容，深刻反省自己的牛角尖型人格；
　　（2）组织几个家庭或者一个家庭以本书为内容共同学习、反省、总结提高，几个家庭学习比一个家庭学习效果更好，学习时未成年孩子不参加；
　　（3）学习身心柔术；
　　（4）找专家做深度催眠多次。

第六节 面子至上型人格批判

一、认识面子至上型人格

> **面子至上型人格**：在个体的价值排序中，维护自己的面子或者证明自己是正确的，排在极其前面，甚至是第一位，为实现此目标对外界信息进行高度扭曲，自我欺骗，在行为上表现为极强的固执性，以前后一致的行为来表明自己的正确性。

面子至上型人格的表现形式有如下11种。

第一，极其重视他人的评价。他们视他人的评价为生命的最重要意义或者非常重要的意义。获得他人赞扬后，情绪极其高昂，得知他人批评后，情绪极其低落或反应极大。这种反应程度是远超社会平均水平的。面子至上型人格者尤其重视领导、老师、长辈等权威人物的评价。

第二，非常重视炫耀性的品牌消费。为了买LV包，可以几个月省吃俭用。到高档旅游线路游玩，拼命拍照发朋友圈，唯恐他人不知自己去旅游了。房子很破，但首先攒钱买好车、好手机、真皮服装。

第三，非常重视获取各种头衔，在名片上印一大堆头衔，如董事长、会长、班长，甚至中学班主任……为了获取头衔，不惜花费许多资源。

第四，指导孩子的人生发展，不知不觉地把孩子的职业发展是否能让自己有面子放在首位考虑。假如孩子天性喜欢学厨艺，那是不允许的，必须去学金融，这样说出来好听、有面子，至于孩子是否痛苦，不是不考虑，但与面子相冲突时，面子更重要。

第五，从来不承认自己的错误，或者承认自己的错误万分困难。对外部的信息进行歪曲理解，最后的结论总是："都是你的错，不是我的错。"

第六，在外人面前，大肆吹嘘自己的子女如何优秀、如何杰出、如何卓越，但是当着子女的面，批评子女缺点多多。这是因为，在外人面前吹嘘子女，是为了自己面子好看，在子女面前批评极多，是为了表明自己英明、伟大、正确。

第七，对他人的批评，可以记住很多年，怀恨在心，久久难以释怀。极端的还用小本子记下，或者用网络日记记下，一旦有机会报复，就狠狠地整一下对方。

第八，选择恋爱对象，首要考虑的是是否拿得出手，长得是否让人看得起，至于两人是否能幸福相处，反而放在了第二位或者更后面。

第九，选择工作种类，首要考虑的是是否脸面光彩，甚至连收入高低，都放在第二位考虑。比如，笔者曾碰到一个面子至上人格者，处心积虑寻找一个给省政府提供会议服务的工作，主要是给省领导倒茶送水、安排座次、做笔录，仿佛和领导走得近，可以对熟人讲一些上层小道消息，特别有面子。他是硕士学位，竟然每月只拿 3 000 元的工资，反而怡然自得得很。

第十，虽然自己懂得并不多，却特别喜欢当他人的老师，指导他人的工作、学习、生活。由于经常决策失误，而且非亲人是不会喜欢这位懂得不多的老师的，于是只能做亲人的老师，经常把家人的生活搅得一团糟。

第十一，对于拍马屁有异乎寻常的需求。面子至上型人格者对马屁的需求，不但数量大，而且质量要求高，永无止境。对会拍马屁的人，一律视为好人，不会拍马屁的，一律视为坏人。

面子至上型人格者并不一定具备上面的所有表现形式，一般只具备了上面的部分或者某条，甚至上面一条也没有列举到，但只要符合定义，就是面子至上型人格者。

二、面子至上型人格形成的原因及危害

面子至上型人格者会存在严重的社会适应不良，给自己造成巨大的麻烦。

首先，多数面子至上型人格者的家庭关系非常糟糕，而且亲近人际关系特别紧张，本人负面情绪体验较多，自身容易患很多心身疾病，如下列的一种或若

干种：抑郁症、焦虑症、强迫症、风湿性关节炎、高血压、糖尿病、心脏病、慢性结肠炎、慢性胃溃疡、腰痛、头痛及心因性皮炎,甚至各类癌症。

其次,面子至上型人格者喜欢替家人以面子为导向做生活决策,强势控制家人生活,导致家人遭遇许多麻烦。面子至上型人格者的家人,得心理疾病的比例要大大高过社会平均水平。

第三,由于面子至上的价值观,经常不知不觉地入侵决策,必然导致决策失误非常多,所以面子至上型人格者事业很难做大,由于运气好偶然做大了,也容易崩溃。

第四,面子至上型人格者,做领导时,下面庸才多,马屁精多,这类领导本质上是不喜欢人才的,人才会给面子至上型人格者很大的心理压力。

第五,面子至上型人格者,感恩心差,因为承认别人的恩惠是掉面子的。这样,他就难以调动周边人群支持他的积极性,帮他忙的人少,人生机会偏少,事业不容易成功。

形成面子至上型人格的原因有哪些呢?

首先,是由于自己内心价值感极低。面子至上型人格者表面可能是自尊的,实际是极度自卑的,并不接纳真实的自己。这多与早期的生活有关,比如,困苦而卑微的幼年经历、指责型人格的父母、青年时代巨大的失败。关于自己内心价值感极低这一点,本人可能是自知的,也可能是不自知的。

其次,出生于父母从事比较看重面子的职业的家庭,也是形成面子至上型人格的重要原因。特别是出生于演员家庭、教师家庭、画师家庭、靠选举获官的家庭等,父母都是靠他人评价吃饭的,所以孩子容易受到面子教育:他人的评价非常重要。其变换说法有:"人活一口气,树活一张皮""人穷没关系,但是要有骨气""人不可以有傲气,但不可以没傲骨""人做事要么不做,要做一定要成功"……有多种说法,听上去似乎挺正能量的,其实都是面子第一。

第三,在现实工作中,收益的多寡主要取决于他人的评价,如女网红、西方政客等。也许本来没有面子观过重,但工作不知不觉地把他改造成面子至上型人格者。

第四,父母之一或全都是面子至上型人格,同性别子女潜意识不知不觉模仿而来。

那么，如何改变面子至上型人格者？

首先，这需要深切地反省。要有灵魂深处的自我洗刷，认真地想想自己的生活、工作、感情中麻烦的根源出于何处，反省的工夫是很重要的，但是面子至上型人格者反省工夫特别差，他们反省的结果，常常是"我没错，都是别人错了"。

如果真的想改变面子至上型人格，就必须做到以下。

（1）阅读本节；

（2）还需阅读"我的价值不是建立在别人变化多端的评价上，这些评价的变化，既不会增加我的一分价值，也不会减少我的一分价值。他人的评价变了，我还是我！我要做我自己"；

（3）多多练习各类身心柔术，行意合一，互相影响，互相强化，互相支持；

（4）组织小讲座，你自己做讲师，以本节为教材，宣讲面子至上型人格的危害性；

（5）组织几个家庭一起学习本书，逐章讨论，效果比较好。

第七节　焦点负面人格批判

本书焦点负面人格定义：潜意识对外部信息选择的机制聚焦于负面信息，总是能看到事物坏的、丑的、消极的、不利的一面，不容易看到事物好的、美的、积极的、有利的一面。

焦点负面人格遇到好事时喜悦感比常人低，因为他总能发现美中不足的地方，再好的事情也留有遗憾；遇到坏事时，因为焦点于负面信息，不容易看到好的方面，容易把坏事放大，经常有大祸临头之感，造成负面情绪泛滥。焦点负面人格主观幸福感偏低，抑郁症及其他心身疾病发病率远远高于社会平均水平。

比如同样去逛公园，焦点正面的人容易看到公园里春光明媚，鸟语花香，绿草茵茵，杨柳依依，越逛越觉得神清气爽，心情愉悦；而焦点负面人格容易注意到公园地面上的碎纸屑、路上肮脏的垃圾桶、湖面飘浮的树枝……因此心情沮丧、郁郁寡欢，陪同逛公园的亲人朋友也会在其明示或暗示下扫了兴致。所以，逛公园是开心，还是痛苦，很大程度上取决于人的思维焦点是正面还是负面。

比如有人养了一只母鸡，母鸡既会生鸡蛋，又会拉鸡屎。焦点正面的人，更加关注这只鸡会生鸡蛋，更加关注自己每天都能吃上新鲜的鸡蛋，为此感到满足、开心。焦点负面人格，更多的是关注到这只鸡刚刚又拉了鸡屎，满地狼藉，臭不可闻。因此，感到难受、痛苦。所以，养鸡到底是开心，还是痛苦，很大程度上取决于人的思维焦点是正面，还是负面。

还有一个经常被举例的经典老故事。老哭婆的故事说明，嫁女儿是开心，还是痛苦，很大程度上取决于人的思维焦点是正面，还是负面。

笔者教过七万多名高管、总经理，授课时特别注重训练这些高管、总经理的思维焦点要正面。作为高管、总经理或创业者，一路走来要受到很多冷落、拒绝、嘲讽、挖苦、打击、失败，内心承受巨大的压力，而焦点负面人格在这过程中容易放大负面信息，情绪波动大，导致决策准确度下降，所以很难升迁到高管的职位，创业也不容易成功。这就是为什么统计显示优秀的总经理大部分出身于销售职业或曾有丰富的销售经验的原因。因为销售员需要具备的人格特质与企业总经理最接近，销售是受到冷落、拒绝、嘲讽、挖苦、打击、失败最多的职业，而企业总经理除了遭受这些打击之外，还有可能遭受员工的诋毁、大规模攻击、众多人误解等，同时还要承担决策时的巨大压力，总经理一旦决策失误，少则几十万、几百万，多则几个亿的损失，比销售人员承受的压力高得多。所以，焦点负面人格不适合担任高管、总经理，也不适合创业，思维焦点负面会成为事业发展的阻碍。

那么焦点负面人格是如何形成的呢？笔者认为主要有三个来源。

（1）基因遗传。大量观察表明，焦点负面人格有天生的成分。出生一两岁的婴儿面对事物时就表现出不同的焦点选择倾向，有婴儿天生就对家里的灰尘、垃圾敏感，硕大的房间第一眼就看到墙角里的纸屑。这类孩子长大后焦点负面的可能性偏大，当然这也不是绝对的，因为一个成人的思维焦点偏正面，还是偏负面，不仅有基因因素，还有后天因素。

（2）父母双方或者父母之一是焦点负面人格。大量的统计数字证实：焦点负面人格的父母容易教育出焦点负面人格的子女。其中，子女有70%的可能性，潜意识拷贝同性别父母的焦点负面人格，也就是说，母亲是焦点负面人格，女儿也容易成为焦点负面人格，父亲是焦点负面人格，儿子也容易成为焦点负面人格。

比如，母亲是焦点负面人格，遇到人总能看到人的缺点，遇到事情总聚焦于负面信息，经常不可自控地挑老公和孩子身上的毛病，那么女儿整天耳濡目染，长期受母亲语言、肢体动作、表情的明示或暗示，渐渐养成了焦点负面人格，长大以后潜意识对外部信息选择的机制聚焦于负面，这也不满意,那也不满意,低落情绪如影随形,且因人有接近快乐、远离痛苦的本能,焦点负面人格经常表现为情绪低落、唉声叹气、愁眉苦脸、牢骚满腹,与之相处并不愉快,故而人际关系容易紧张。

(3)成长过程中经历过重大负面事件,形成心理创伤。比如,童年时期与同学去海里游泳,同学被海水卷走了,目睹同学溺水身亡,然后少年时期去医院看病打针,不小心感染了乙肝,后面借同学钱又被同学给骗了……诸如此类的倒霉事在一个人的成长过程中发生了好几次,这些经历刻骨铭心,藏在潜意识深处,意识层面可能忘记了,但潜意识深深地记住了,形成了严重的心理创伤。潜意识认定自己运气不好,认为这个世界很可怕,到处都是坏人坏事。长大后遇到事情,潜意识指挥自己要小心谨慎、注意安全、预防危险,所以容易把人往邪恶的方向考虑,把事情往坏的方面思考,擅长挖掘人事物的阴暗面和风险点,经常感到惴惴不安。

当然,并不是所有早年经历过重大挫折的人都会形成焦点负面人格。比如,同样是被诈骗钱财,有些人被骗一次就对人性失去信心,有些人被骗多次都始终焦点正面,这与人的基因、内心的安全感高低、抗挫折能力高低、家庭教育等多种因素有关。

焦点负面的人在生活中的常见现象有以下。

(1)经常对配偶、孩子、家人大量批评,自己情绪也非常低落。

(2)恋爱中挫折非常多,容易注意恋爱对象的缺点,更换恋爱对象提高满意度有限甚至下降。

(3)对工作单位牢骚多,不容易注意工作单位的好处,而且跳槽也无助于减少牢骚。

(4)常常认为社会一片漆黑,这种对社会的不满是没有理论基础的,是情绪性的,非理性的,这和公共管理学、社会学、政治学学者对社会的批评完全不同,前者是情绪性的,后者是理论性的。

(5)对外部风险进行放大反应。

(6)感恩心比较差,导致社会支持力量不足,人生不容易成功。

本文所指的焦点负面和抑郁症不同,抑郁症不但包括上述现象,而且还要严重得多，包括但不限于：无刺激源情绪极度低落、自杀倾向、体重减轻、失眠或早醒、感觉脑子生锈、不愿交际……也就是抑郁症比焦点负面人格严重多了。

焦点负面人格和指责性人格也有所不同，指责性人格注意力集中在亲近人群的缺点，并且深刻地认为批评你是一件大大的功德，焦点负面人格关注焦点已经扩大到了世界的负面东西，对自然界是无法批评的。

给焦点负面人格的处方如下。

（1）认真学习本章，做出深刻反省！努力把焦点聚焦于正面。

（2）多做焦点正面训练，比如强迫自己每天写下父母子女的5个优点，也可以写每天遇到的3件快乐的事情，或者写每天值得感恩的3个人等，根据自己的实际情况制订训练方案，训练需持之以恒，至少坚持一年以上。

（3）学习笔者学术体系中的身心柔术，通过动作暗示改变潜意识。

（4）深度催眠多次，调整潜意识。

第八节 攀比型人格批判

攀比型人格：个体经常在意识层面和潜意识层面进行单因素或少因素比较，缺乏整体观，从而导致经常产生不公平感，容易形成痛苦的情绪体验。

攀比型人格的最大特点是进行单因素或者少因素比较，而不是全面或者抓关键点看问题。这样的思路会造成一个人只要去比较，就必然能找到理由说明自己"吃了亏"，从而给自己造成痛苦。

攀比型人格的最极端情况是攀比："大家都是人嘛，为什么不同人之间会有这么大的差异！"这是纯粹在给自己找麻烦。换言之，如果想自寻烦恼，通过攀比就必然找得到，这就是人们常说的"人比人，气死人"。

下面以员工在企业的收入水平为例来说明单因素比较的荒唐之处。

在企业中，如果进行单因素或少因素比较，就会发现收入水平到处都存在不公平，如果一个企业有攀比的氛围或者组织文化，那这种不公平的感觉又会放大几十倍甚至百倍。比如，单比较学历。有一名博士毕业生刚入职一家公司，根据社会常规，刚入职的员工相比经验丰富的老员工一般工资较低。如果这名博士拿自己的学历与公司本科学历的老员工进行攀比，不公平感就产生了："公司怎么如此不重视人才，为什么我学历比别人高，工资却比别人低？"又比如，比较资历。有一名进公司30多年的老员工与一名进入公司10年的员工进行攀比，又产生了不公平感："为什么我的资历这么老，工资却跟别人差不多？"再比如，比较级别。同样是中层干部，工资也可能差异巨大，如果硬要攀比，单从级别这一条出发，收入低的中层干部也会产生很大的委屈感。事实上，收入是多项因素综合的结果，除学历、资历、级别外，还有许许多多的因素会导致收入差异，包括工作数量、工作质量、工作难度、潜力、忠诚度、年龄、工作态度、工作稳定性及组织纪律性，甚至运气等。一个人的收入水平不如人，是上述因素综合作用的结果，但攀比型人格之人往往只注意到其中一个或少数几个因素，并且固执地认为就是少数几个因素造成了收入差异。

再举个例子，

　　某地商厦站柜台的工作，营业员月薪是4 000元，月奖金是根据销售额提成2 000～4 000元，总收入是6 000～8 000元。忽然分来一个营销系新大学生到基层工作6个月锻炼，然后调回公司总部做营销策划，月薪固定10 000元，但无奖金。如果这个原营业员是攀比型人格，故意互相攀比，他就可能感到十分不公平，因为他撇开学历等其他因素不谈，单从工作内容相同这一点出发，抱怨"同样的工作为什么薪水不一样"，于是委屈感产生了。此外，原营业员这种抱怨通过各种渠道传到新大学生耳中，若该大学生也互相攀比，从是否有奖金这一个局部因素进行比较："都是公司职员，干嘛他每月有固定工资，又有提成奖金，而我只有固定工资，没有奖金，这太不公平！"于是新的不公平感又产生出来了。从上述案例中可发现，尽管大学生的收入水平高于营业员，但只要想寻找委屈，通过攀比，就必然找得到。这种攀比极易造成人际关系紧张、同事之间矛盾激化，无论是对自己的职业发展，还是对心身健康都没有任何好处。

攀比主要盛行于熟人中。一般人不会攀比首富赚了多少钱，因为人们认为首富和我是很不同的，越是熟悉，越容易觉得我们个人素质是差不多的，都是一个脑袋，两个眼睛，容易对不同的人生结果愤愤不平！

攀比常见于兄弟姐妹亲戚中，比收入、比地位、比老公、比老婆及比儿女孝顺程度……但比得最多的，是比儿女是否有出息！特别是，总的来说，姐妹之间攀比儿女有出息更严重，兄弟之间攀比儿女有出息稍轻一点。当然，攀比是否严重，取决于家庭文化的差异，有的家庭气氛充满了攀比的气息，这种家庭的亲友之间关系是很差的，人也活得很痛苦的，有的家庭，攀比风气很淡，亲戚之间关系就会比较好。

攀比还常见于同学之间。比如，

在上学时，有些人会经常与同班同学进行攀比：别的同学穿名牌，我也要穿；别的同学搞了一个隆重的生日派对，我要搞一个更豪华的；别的同学买了一套限量款化妆品，我也省吃俭用去买一套一模一样的……这样的攀比除了争得虚无缥缈的面子之外，没有任何实际用处。

再比如，

大学同班同学，毕业之后于各行各业工作，彼此之间保持相当紧密的联系，经常容易在收入方面互相攀比，从而引发对各自工作的不满。他们仅仅把都是同一个学校、同一个班毕业作为攀比的出发点，感叹道："为什么我们的收入不一样呢！"其实，这种单因素的比较极其之荒谬！古今中外从来没有证据证明，同一个学校、同一个班级毕业的学生能力是一样的。事实上，同一个班级毕业的学生往往差异巨大，因为考试往往不能够全面反映出一个人的综合素质。更何况，收入的概念也是广义的，不仅仅只有钱。别人也许钱多，但可能压力更大，工作更不安全；别人也许钱多，但成长机会没你多；别人也许钱多，但你的人际关系更好、人脉更广；你如果走向攀比对象钱多的那个岗位，说不定干得更糟。总之，单因素比较完全没有必要，只会把自己陷入痛苦之中。

攀比还常见于学生家长中。许多父母都经常把自己的孩子跟别人家的孩子进行攀比。比如，有的父母认为别人家的孩子学习好、身体好、口才好、有领导能力、善良、宽容、有行动力、抗挫能力高、有毅力、身材苗条、不玩游戏、没有拖拉……在上述众多优秀的品质中，自己的孩子总归存在不如别人孩子的地方，如果强行进行单因素或局部因素攀比，必然得出自己孩子不够优秀的结论。事实上，每个孩子都有自己的特点和相对优势，是一个独立的个体，拿其中局部因素与别人的孩子比较，从而判定谁家的孩子更优秀是不科学的。其次，别人家的孩子，几乎都不是真实的，往往是道听途说，父母又在此基础上添油加醋，实际根本不存在的。父母拿别人家的想象中的假孩子与自己孩子进行毫无意义的攀比，不但给自己造成巨大的痛苦，也会给孩子造成巨大的心理压力，使得全家人患心理疾病与心身疾病的概率大大提高。

攀比还常见于老板之间，主要是比车子是否豪华、比公司规模，但最主要的是攀比：同样的工作，怎么人家公司的员工拿的工资更低，我怎么找不到这样的多干活少拿钱的"好"员工！有的老板对这个问题朝思暮想、辗转反侧、愤愤不平，感叹自己找不到好员工。当然，这样的老板也是事业难成，也就是赚个小钱而已。

当然最极端的攀比，是攀比"我们都是人嘛"。到了这一攀比级别，可称为攀比之王，如果不改，人生必定是痛苦的，心身疾病也会早早到来。

攀比型人格无论是对个人、还是对周围亲密人群及同事都会造成很大的害处。

第一，攀比型人格的人生活品质低，痛苦感强。因为攀比都是单因素比较或少因素比较，所以只要攀比总可以找到理由证明自己吃了亏。具有攀比人格特征的人，无论跳槽多少次，增加多少工资、换了多少领导，永远会认为自己吃了亏，永远心理阴暗，情绪低落，感觉非常痛苦。攀比型人格痛苦的来源与收入无关，而是源于攀比性格。

第二，攀比型人格的人很难事业成功。斤斤计较、喜欢攀比的人，人际关系更糟，而且这种人常常不被领导所喜欢，因而升迁机会少，事业难成功。喜欢攀比的人做领导，很难聚集人才，即便有跟随者，多半也是一些比较笨的人，事业也难成。

第三，攀比型人格的人容易导致周围人际关系紧张。攀比容易引发个体与周围人群的矛盾，从而使周围人都陷入痛苦之中，自己也很痛苦。即使攀比不出于口，憋在心间，但人的潜意识会沟通的，会通过微表情、语气、动作及可能还有现在尚未摸清的一些其他信号，表达出这种攀比之心。只要长期相处，攀比型人格的人亲友关系一定很糟糕,或者都是貌合神离,攀比者的心是一颗孤独的心。

第四,攀比型人格的人易患心身疾病。由于攀比型人格经常处于委屈与痛苦之中,他们罹患糖尿病、心脏病、高血压、脑卒中及癌症等心身疾病的概率大大高于普通人。统计数字表明,60岁之前得癌症的人平均攀比程度高出常人许多,所以爱攀比人的性格又称为"癌症性格"。若想健康长寿,就请通达些,立刻停止毫无意义的攀比。

笔者倾向于认为,攀比人格是后天模仿形成的,与基因遗传关联度不大。父母或者父母之一是攀比型人格,子女70%潜意识拷贝同性别父母的攀比型人格潜意识,也就是说,父亲是攀比型人格,70%的儿子也容易成为攀比型人格;母亲是攀比型人格,女儿也容易成为攀比型人格。儿子拷贝母亲攀比型人格,女儿拷贝父亲攀比型人格,约占20%,剩余10%拷贝社会人物。子女行为模式容易拷贝父母,是萨提亚心理学的重要观点。因此,攀比型人格是可以改变的,但人格是很稳定的,改变难度较高。攀比型人格的改变方式有以下。

(1)潜意识调整法。

(2)练习笔者学术体系的心身柔术。

(3)毕业20年内少搞全班同学聚会。同学聚会时,大家大概率会和收入最高的同学攀比,表面称兄道弟,内心苦不堪言。

(4)60岁后也少搞全班同学聚会。统计表明,60岁后全班同学聚会1年内,脑卒中的概率比普通水平上升了许多。

(5)学习笔者的《情绪管理心理学》课程。

(6)请牢记至理名言:人比人,气死人!

第四章

六大典型心身疾病的
心理干预实务

　　本章主要介绍六大典型心身疾病——高频率感冒、肥胖症、胃溃疡与十二指肠溃疡、原发性高血压、不孕不育与易流产、癌症的心理干预实务。之所以称其为"典型",是因为笔者在长期研究它们的致病因素时发现了比较明显的心理特征。这些技术手段是笔者长期经验的总结,故非常实用、具体。其中,癌症心理干预的目标是提高生活质量,延长寿命,缓解化疗不良反应。

　　当然心身疾病的心理干预是前沿学科,而且心理干预的办法具有文化性,因此欧美很多具体的技术没法完全照搬照抄,需要中国学者根据中国人的文化特点发展出适合中国人的心理干预工具。加之这方面的专业人员少之又少,心身疾病心理干预在中国的发展特别缓慢,仿佛在摸着石头过河,所以笔者的研究特别困难,当然笔者的方法需改善之处还很多,也请各位读者指正。

　　再次强调,笔者反对单纯用药物加手术等传统治疗方式应对心身疾病,同时也反对仅用心理学技术干预心身疾病,笔者强调两者并行,既吃药打针手术,又心理干预。因为无数案例证实,综合应对的效果比只用一种方法明显更好。

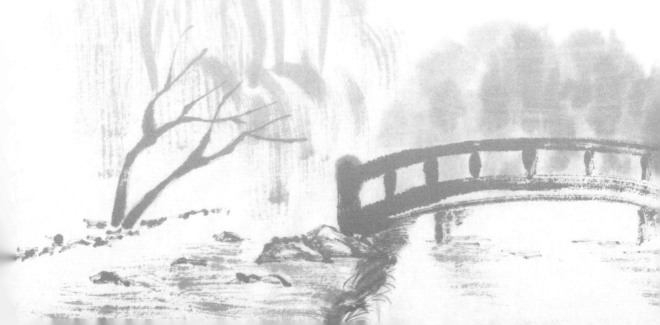

第一节 高频率感冒的心理干预

一、高频率感冒的心理病因

感冒，又称上呼吸道感染，是我们日常生活中常见的疾病。广义感冒包括鼻腔、咽或喉部急性炎症，如病毒性咽炎、喉炎、疱疹性咽峡炎、咽结膜热、细菌性咽-扁桃体炎。狭义的感冒又称普通感冒，是最常见的急性呼吸道感染性疾病，多呈自限性，但发病率较高。成人每年发生2～4次，儿童发病率更高，每年6～8次，全年皆可发病，冬春季较多。70%～80%的感冒由病毒引起。主要是鼻病毒，其次是冠状病毒、腺病毒、流感和副流感病毒、呼吸道合胞病毒、埃可病毒、柯萨奇病毒等。另有20%～30%的感冒由细菌引起。细菌感染可直接感染或继发于病毒感染之后，以溶血性链球菌为最常见，其次为流感嗜血杆菌、肺炎链球菌、葡萄球菌等，偶或为革兰阴性细菌。

流行性感冒最大的麻烦是无特效药可以治疗。因为流行性感冒病毒每年都会发生变异，开发疫苗也很困难，医院用药主要是针对并发症或者选用治标的退烧药、抗过敏药等缓解症状，并没有杀灭病毒的药，反而催眠提升免疫力杀流感病毒被证明是有效。

很多人以为感冒唯一的致病原因是生理因素，但其实，相关的研究表明，感冒的致病原因也可能是心理因素。Sheldon Cohen等（1997）[1]发表于美国医学协会杂志（*JAMA*）的一篇文章揭示了社会关系与感冒的易得性之间的关系，这里的

---

[1] 资料来源：Cohen S, Doyle W J, Skoner D P, et al. Social ties and susceptibility to the common cold. JAMA, 1997, 277(24), 1940-1944.

社会关系包括配偶、父母、朋友、同事是否加入社会团体等。研究表明，拥有更多社会关系的人更不容易患感冒。一些具备指责型人格或牛角尖型人格的人，会因为其性格原因很难交到关系密切的朋友，或者容易将朋友们"推"得离自己越来越远，根据上述研究结论，这些人在日常生活中更容易得感冒。其实，高频率感冒的生理原因在于免疫力不足；而从心身医学的角度，免疫力不足最大概率的原因是个体的生存意义感和价值感不足，换言之也就是个体的被需要感不足。

造成生存的意义感和价值感不足的原因有很多，概括来讲有以下九种：

（1）孤独；

（2）自我罪恶感，比如婆媳矛盾中的男人觉得家庭矛盾是自己无能导致的；

（3）社会对个体否定的明示和暗示。比如，在"超生游击队"中长大的孩子，潜意识觉得自己不该生存在人间；

（4）亲人离世；

（5）长期失业或重大失业打击；

（6）重大事业失败；

（7）父母长期对子女进行漫无目的、大剂量的批评教育；

（8）重大失恋打击导致个体觉得自己是低价值的；

（9）其他原因。

在这里，笔者对孤独要特别解释一下。这里的孤独是指心理上的孤独。笔者接待过很多具备指责型人格的来访者，虽然他们周边人很多，但由于他/她广泛地、弥漫性地批评周边人群，导致周边人群与其保持巨大的心理距离。因此，这些来访者实际处于高度孤独状态。

所以在笔者治疗高频率感冒时，一方面要针对感冒没有特效药的特征，通过心理干预，如催眠心理干预或者其他心理干预提升个体免疫力，从而抵御感冒病毒；另一方面要找到深层次原因从而解决个体的心理问题，使其保持健康的心理状态，维持较高的免疫系统状态，在较长时期内抵御感冒病毒的攻击。

二、高频率感冒的心理干预实务

这里介绍五种针对高频率感冒的心理干预方法：第一，穴位催眠；第二，潜意识催眠；第三，练习笔者独创的身心柔术；第四，学习《情绪管理心理学》课程；第五，背诵或抄写"鞠章"。其中，第一种心理干预方法是感冒发作时用的，属于治标之法；后面四种心理干预方法，属于治本之法，单用身心柔术也是可以的，但如果连用，效果更好。

1. 穴位催眠

本条心理干预方法属于治标之术，主要是缓解症状，见效明显，但治本之术，还得用其他方法。穴位在这里是强化作用，不是必须用的，可以完全取消所有穴位按摩，照样有很好的效果，但用了穴位，效果增强20%～30%

第一个步骤：催眠前准备穴位按摩。

（1）穴位按摩总纲。

- 穴位按摩60～80次；
- 提升免疫力三穴：大椎、关元、气海；
- 头部三穴：风池、迎香、太阳；
- 手部三穴：合谷、列缺、感冒；
- 脚部二穴：足三里、血海；
- 发热期间则按压以下控制体温的五个穴位：大椎、外关、十宣、合谷及曲池；主要是按压大椎穴、合谷穴。

（2）如果全身疼痛厉害，可按摩金门穴，按摩60～80次。

（3）增加免疫力可按压以下穴位：大椎穴、气海穴、关元穴，可辅助按压足三里、血海穴。

（4）如需控制体温则可按压以下穴位：大椎穴、合谷穴、十宣穴、外关穴、曲池穴（主要为按压大椎穴、合谷穴）。

（5）如上呼吸道感染则可按压以下穴位：合谷穴、列缺穴、感冒穴、迎香穴，可辅助按压风池穴。

大椎穴：位于背部的正中线上第七颈椎棘突下的凹陷中。

关元穴：位于腹部，身体前正中线，脐中下3寸。

气海穴：位于人体下腹部，体前正中线，脐下1寸半，肚脐下两指宽处。

风池穴：位于后脑勺、后枕部两侧入发际一寸的凹陷中。

迎香穴：位于面部，在鼻翼旁开约一厘米皱纹中。

太阳穴：位于头部侧面，眉梢和外眼角中间向后一横指凹陷处。

合谷穴：先以右手拇指内侧横纹，对应左手虎口，拇指下压所按之处即是。

列缺穴：位于手腕内侧（大拇指侧下），能感觉到脉搏跳动之处。

感冒穴：半握拳，此穴位于中指与无名指指掌关节之间凹陷处。

足三里穴：位于小腿前外侧，犊鼻穴下3寸，距胫骨前嵴一横指（中指）处。

血海穴：屈膝，在大腿内侧，髌底内侧端上2寸处，股四头肌内侧头的隆起处。

外关穴：位于前臂背侧，手脖子横皱纹向上三指宽处。

十宣穴：位于手十指尖端，距指甲游离缘0.1寸（指寸），左右共十穴。

曲池穴：位于肘横纹外侧端，屈肘，当尺泽穴与肱骨外上髁连线中点，即在手肘关节弯曲凹陷处。

第二个步骤：催眠导入。

催眠导入请仔细阅读相关章节。

第三个步骤：排黑气。

两手指按压来访者风池穴，手指方向指向脑顶，辅以以下言语：

> 我数到三，将烦恼、焦虑、抑郁、病气与杂气变成一股黑气，通过头顶心百会穴排出。一准备排黑气，很开心、很舒服、很愉悦；二准备排黑气，很开心、很舒服、很愉悦；三排！同时两手指朝脑顶方向一按。

第四个步骤：提升免疫力。

轻柔头维穴，辅以以下言语：

> 请图案化想象，潜意识指挥淋巴、骨髓、脾脏、胸腺产生大量的B细胞、T细胞、巨噬细胞，日日夜夜、永永远远地如潮水般涌来，运行，去消灭细菌、病毒、癌细胞。要图案化地看到，免疫力把细菌、病毒吞灭了，请努力想象一下……

将这一过程重复2～3遍。

第五个步骤：减缓鼻塞。

双手指轻柔迎香穴，潜意识指挥鼻孔部位的毛细血管扩张、血液循环加快，鼻孔黏膜收缩，鼻孔通气程度提高，甚至可以完全通畅。

第六个步骤：缓解疼痛。

手指轻柔金门穴，潜意识指挥加快全身微循环系统的循环，把全身感冒病毒排泄物通过尿液排空，要多喝水，同时潜意识指挥肾脏与膀胱加速运作，加速排尿。

第七个步骤：降低体温。

手指轻柔合谷穴，潜意识指挥自主神经系统，令体温下降一些。

第八个步骤：减少咳嗽和喉咙肿痛。

潜意识指挥气管与支气管的绒毛敏感性降低，分泌物减少，咳嗽减少（咳嗽不重，咳嗽是有意的，不必采用本措施；当来访者咳嗽受不了时，才采用本措施）。

潜意识指挥喉咙周围毛细血管扩张，血液循环加快，喉咙水肿缓解或者消失，火辣感和痛感减少甚至消失。

第九个步骤：将以上第三至八步骤循环5次。

第十个步骤：催眠解除。

解除催眠时，一般辅以下言语：

> 从一数到三，就睁开眼睛，很清醒，很舒服，很愉悦，一，二，三……醒。

上述现场治疗步骤，一般来访者当场就会反馈情况明显改善，多数做3次催眠结束。不过，需要提醒的是，以上为治标之策。

2. 潜意识催眠

本方法是针对个性特殊原因导致免疫力低下的催眠调整，缓解或者解决生存意义感、价值感不足的问题。这属于治本之术。

先来看一个实际案例：

> 某来访者，名校毕业，天资聪明，但从小高频率感冒，平均每年70%的

时间处于感冒状态，感冒好了很快又感冒，循环往复，连绵不断，常年吃药，辗转于三甲医院，寻教授、名医、特需门诊无数，当时也是有效果的，但都是感冒好了又来，痛苦不堪。偶然原因，来访者遇见笔者，深谈之余方知原因，原来他是家中第三个孩子，前面有两个姐姐，父母为养男孩而生他，由于违反计划生育家里被罚了款，父母带着孩子常年东躲西藏，到处流浪。而且，父母总是叮嘱他不要暴露身份，于是来访者的潜意识不知不觉认为自己不应该存活于人世，形成来访者明显的两个特征：特别沉默寡言和高频率感冒。

笔者对其除了用穴位催眠方法外，还对其生存意义感不足进行心理干预，用催眠调整其潜意识，消除其错误认知，其年感冒时间从70%降为10%。

潜意识催眠流程如下：

第一个步骤：催眠导入。

催眠导入请仔细阅读相关章节。

第二个步骤：排黑气。

两手指按来访者风池穴，手指方向指向脑顶，辅以以下言语：

> 我数到三，将烦恼、焦虑、抑郁、病气与杂气变成一股黑气，通过头顶心百会穴排出。一准备排黑气，很开心、很舒服、很愉悦；二准备排黑气，很开心、很舒服、很愉悦；三排！同时两手指朝脑顶方向一按。

第三个步骤：解释对幼年生活的潜意识理解误区。

例如，

> 某某某，你对幼年时代计划生育工作的理解有误区，当然这种误区藏在潜意识当中，是不知不觉的，意识无法感觉到，当年计划生育工作是一项国家行为，不是针对你个体的，它不表示你不配生存在人间，相反，苍天让你降生人间，必有你存在的意义，这是天意，你必须好好地活着……

第四个步骤：忘却过去的创伤。

例如，

现在你想象，把你过去的负面记忆，把认为自己不应该生存在人间的错误潜意识塞进一个包裹里，包裹绑紧或者拉链拉好，想象远处飞来了一架飞机，飞近了，飞近了，我数到三，把装满你过去负面记忆的包裹扔到飞机上，让它带走，一，准备扔包裹，二，准备扔包裹，三扔！包裹扔出去了，飞机飞走了，你过去的负面记忆小了，淡化了，甚至忘记了。知道自己是上苍派来人间的，有自己存在的意义和价值。

将这一过程重复2～3遍。

第五个步骤：进一步忘却过去的创伤。

例如，

现在潜意识指挥你，永永远远，时时刻刻，把认为自己不应该生存在人间的错误观念，变成缕缕的、缥缈的黑气随着你的呼吸慢慢地排空，知道自己是上苍派来人间的，有自己存在的意义和价值。

将这一过程重复2～3遍。

第六个步骤：个体的优点导入。

根据个体的特殊情况，把个体的各种优秀之处归纳出来，在潜意识状态对他进行表扬。

第七个步骤：免疫力增强。

轻柔头维穴，辅以以下言语：

请图案化想象，潜意识指挥淋巴、骨髓、脾脏、胸腺产生大量的B细胞、T细胞、巨噬细胞，日日夜夜、永永远远地如潮水般涌来，运行，去消灭细菌、病毒、癌细胞。要图案化地看到，免疫力把细菌、病毒吞灭了，请努力想象一下……

将这一过程重复2～3遍。

第八个步骤：强化练习松静身心柔术动机和学习情绪管理类课程。

例如，

> 某某某，每天都要练习松静心身柔术，越练越开心，越练越喜悦，越练免疫力越强。

> 一定要把情绪管理课程反复学习，要把内容学得透，学得很透很透。

第九个步骤：把第二到第八个步骤重复5遍。

第十个步骤：解除催眠。

解除催眠时，一般辅以以下言语：

> 从一数到三，就睁开眼睛，很清醒，很舒服，很愉悦，一，二，三……醒。

笔者对该来访者做了一次减缓症状的穴位催眠，做了7次针对潜意识的催眠，然后引导他练身心柔术和学习情绪管理类课程，结果感冒次数大幅度减少。

再次特别说明：笔者在催眠调整心身疾病来访者潜意识时，经常使用重复的手法，虽然比较枯燥，却是必要的。

3. 练习笔者学术体系独有的身心柔术

经常练习笔者学术体系独有的身心柔术，这属于治本之策。

身心柔术是笔者独创的一种心理干预办法，是通过肢体语言达成心理暗示调整心理状态，结合了一部分正念技术，也含有自我催眠的成分。笔者的身心柔术是一个庞大的体系，也有必要单独成书来向读者做一介绍，这也列入了笔者未来的写作计划。其中，学习身心柔术的入门是松静身心柔术，它是一个广谱心理干预基础技术，本书前文有专门的章节对其介绍。大量的实例证明，松静身心柔术对降低感冒频率，缩短病程，减少发病强度，有极其明显的效果。

练习频率为每天一次，每次20～30分钟。

4. 学习《情绪管理心理学》课程

5. 重复背诵和抄写笔者学术体系独有的"鞠章"

在学习了《情绪管理心理学》课程，或者至少研读了复旦大学出版社出版的专著《情绪管理心理学》三遍的前提下，重复背诵和抄写本书各篇"鞠章"，也有心理干预的作用，关键是次数多，才能进入潜意识。实践证明有作用。

第二节　肥胖症的心理干预

肥胖症是一种常见的代谢病。当人体进食热量多于消耗热量时，多余热量以脂肪形式储存于体内，其量超过正常生理需要量，且达一定值时遂演变为肥胖症。肥胖症能引发高血压病（患病率为25%～55%）、2型糖尿病（患病率为14%～20%）、冠心病（患病率为10%～15%）、高脂血症（患病率为35%～53%）、睡眠呼吸暂停综合征（患病率为10%～20%）和抑郁症（患病率为70%～90%）等多种疾病，严重影响肥胖症患者的身体健康和生活质量。

肥胖症分为单纯性肥胖症（又称原发性肥胖症）和继发性肥胖症两种。单纯性肥胖是指并非由于其他疾病或医疗的原因，仅仅是由于热量摄入超过热量消耗而引起的肥胖。它是不同于继发性肥胖的一种特殊疾病。平时我们所见到的肥胖症大多属于原发性肥胖症，所占比例超过95%，本文所述的肥胖症是指单纯性肥胖症。

一、肥胖症成因的传统观点

按照传统的观点，肥胖症形成的原因主要有心理因素、遗传因素、生理因素和社会环境因素四种。

1. 心理因素

近年来，随着肥胖症领域研究的进展，人们发现心理社会因素是引发肥胖症的重要诱因之一。肥胖症患者又常产生各种不良的精神心理症状（焦虑、抑郁等），两者形成恶性循环。大约有80%的肥胖症患者，肥胖成因中含有心理因素成分。

2. 遗传因素

研究显示肥胖症有一定的遗传因素，一般认为是多基因遗传，有家族聚集倾向。有研究显示，父母中有一方为肥胖者，其子女肥胖的发病率约为50%；父母双方均为肥胖者，其子女肥胖的发病率为80%。

3. 生理因素

生理性致胖也是存在的，某些药物和疾病会成为致胖因素，这里不展开细说。

4. 社会环境因素

受社会文化明示或暗示，饮食习惯和不健康生活方式，如经常摄入高热量饮食或食量大、有睡前进食习惯、喜欢吃油腻食物、每日进餐次数少而每餐进食量大等都会导致肥胖。此外，久坐也是促进肥胖的另一主要环境影响因素。

二、笔者学术体系对肥胖症心理因素的主要观点

在以上四种因素中，笔者倾向于对心理因素进行着重分析，主要原因是，相对于遗传因素、生理因素和社会环境因素，只要方法得当，心理因素较容易得到调整。具体来说，引发肥胖症的心理因素主要分为以下类型。

1. 用饮食这一易得的快乐来对冲烦恼

在生活中，个体会面临各种烦恼。解决烦恼的方法有多种，但潜意识指挥个体最常用的方式是通过吃的快乐来对冲烦恼，从而导致饮食过量，形成肥胖。所以，减肥的核心是减烦。如果不能有效干预烦恼，减肥很难成功。肥胖者中抑郁症比例远高社会平均水平，笔者倾向于认为，抑郁症不是肥胖的原因，而是同一原因造成了抑郁症和肥胖。所以，减肥心理干预与抑郁症心理干预有相似之处，又有所不同。

2. 与食物缺乏危机有关的负面明示或暗示

例如，工作压力、职业考试、考核指标上升等导致潜意识指挥个体储备粮食，备战备荒，强化吸收，多吃食物，降低新陈代谢率，越来越胖。

我们经常观察到：很多人经过万分辛苦的高考和研究生考试，居然越辛苦越肥胖，考试累瘦的人非常少。这和中国的文化明示暗示有关系，因为许多中国人潜意识深处是把高考与饭碗挂钩的，考得好，未来有好饭碗，考不好，未来只有破饭碗；考试压力大，暗示饭碗不保，潜意识指挥个体储备粮食，备战备荒，强化吸收，多吃食物，降低新陈代谢率，所以考试压力越大越胖。

笔者做过很多公司的总经理，还观察到：公司把销售指标提上去，销售系统员工体重开始增加，这是因为销售指标上升，暗示完成指标难度升高，暗示饭碗不保概率增大，潜意识指挥个体储备粮食，备战备荒，强化吸收，多吃食物，降低新陈代谢率，所以销售指标越大越胖。

工作难以完成，压力升高，同样暗示饭碗不保概率增大，潜意识指挥个体储备粮食，备战备荒，强化吸收，多吃食物，降低新陈代谢率，所以工作难以完成压力越大越胖。

当企业面临破产或者实际破产，这些老板中肥胖的比例也会增高，原因跟上面是一样的。

当然上述现象的前提是：食物足够供应，如果穷到没饭吃，那是胖不了的。这也解释了发达国家总体而言穷人比富人更胖的原因。这是因为穷人的潜意识会担心饭碗问题，潜意识指挥个体储备粮食，所以越穷越胖。

3. 青少年时期贫穷形成的潜意识记忆

人的潜意识多形成于青少年时期。青少年时期的贫穷记忆会使得个体潜意识认为自己是个穷人。即便将来不存在温饱问题，潜意识仍然指挥个人多吃储备粮食，降低新陈代谢率，形成肥胖，特别是小时候经历过极其贫困时期的老人，无论手里实际上有多少钱，他的潜意识还是穷人，行为表现就是特别节约，外形容易偏胖。

我们中国有许多大老板，外表很有钱，却有一颗穷人的灵魂，所以，潜意识指挥变胖了,潜意识还指挥他们竭力赚永远不会花的钱,甚至为了赚这些钱触犯法律坐牢,潜意识还指挥他们对待员工非常刻薄,针头削铁、燕口夺泥、蚊子腿上剔精肉的现象随处可见,这是特殊历史时代的产物。

等他们的子女接班就不会这样了,富二代开的公司常常员工的工资待遇比富一代高,有的是工资福利太高导致公司破产。这种例子网上可以找到很多,这是因为富二代的潜意识实在太富了,这就是所谓的败家少东家现象。

4. 潜意识安全感不足

潜意识安全感不足,会导致潜意识指挥个体储备粮食,备战备荒,强化吸收,多吃食物,降低新陈代谢率,容易肥胖。

导致潜意识安全感不足最常见的原因:幼年父母高度冲突,闹离婚,或者实际离婚,导致个体潜意识感到有生存危机,并且形成了创伤,影响终身,导致潜意识指挥个体储备粮食,备战备荒,强化吸收,多吃食物,降低新陈代谢率,容易肥胖。

导致潜意识安全感终身不足的常见原因还有幼年时发生政治动荡、战争、大地震及大水灾等。

另外要注意,肥胖也是一个厚重的躯壳,潜意识误以为可以增强自己的安全感,这个厚重的躯壳仿佛就像给自己披了一个"乌龟壳"。

三、常用的肥胖症心理干预工具

1. 催眠心理干预

通过催眠心理干预,在来访者潜意识层面消除或减弱青少年时期形成的不安全感和贫穷记忆,停止利用吃来对抗烦恼、正确理解工作压力、考试压力、考核压力,降低早年创伤在潜意识深层处的影响,从而达到减肥和控制体重的目的,效果极其明显。远比运动、药物、针灸减肥效率来得高。其催眠词不是统一的,而是要根据不同的成因进行心理干预。同样是以吃对冲烦恼,烦恼的种类千差万别,不能简单的指令:停止用吃对冲烦恼。这样效果虽然是有的,但很低,而是应该针对具体的烦恼成因,进行有力的干预。

2. 行为主义心理干预

通过强化与惩罚机制，控制来访者的进食行为，也是有效果的，关键是要找到对来访者而言，意义重大的强化惩罚，同样的强化惩罚，对不同的来访者意义大小不同。

有一名高校在读来访者，非常爱他的女友，两人整天腻在一起，一起上课，一起做作业，一起复习，女友嫌他胖，为了讨女友欢心，特意来减肥。笔者判定，女友的态度对来访者意义重大。于是笔者先在认知层面解释了肥胖的心理原因，同时制订了行为主义心理干预方案：女友跟他坐在一起的距离，与他当天饮食的饭量挂钩，吃得多，两人坐的距离远，吃得少，两人坐的距离近，吃得特别少，女友可以给一个亲吻……

还有一名来访者，特别肥胖，笔者发现他面子观空前绝后，于是断定面子的强化惩罚对他有重大的意义，于是笔者先在认知层面解释了肥胖的心理原因，同时制订了行为主义心理干预方案：叫来访者挑出来100个亲朋好友的名单，特别叮嘱来访者要把他尊重的人放进名单，然后群发一个微信，内容是"尊敬的某某某你好，我是某某某，我由于太胖了，给我造成了许多麻烦，血压高、血脂高、血黏度高、血糖高、脂肪肝，而且对婚恋害处也很大，现在请你监督我减肥，我在3个月之内，如果减肥没有达到10斤，我请您全家去吃海鲜大餐！敬请监督，万分感谢！"这个人面子观特别强，群发这个微信之前，犹豫很久，终于发出了，果然3个月减了10斤。

这一案例的关键是要强化惩罚，如果微信内容改成"减肥没有达到10斤，罚款1 000元"，很可能就没效果。因为罚款1 000元对这个来访者不是有重大意义的奖罚，他的特点是面子观强，所以罚款1 000元效果不佳。如果来访者是一个超级抠门大王，比如，来访者晚上11点40分的时候把老公和孩子从床上赶下来泡方便面吃，为什么呢？因为她突然想起晚上12点钟方便面的保质期就到了。这样的来访者，罚款1 000元会有很大的效果。总之，深入挖掘对来访者有重大意义的强化惩罚，对行为主义干预减肥十分关键。很多人用这个方法效果差,是因为找错了强化惩罚工具。

3.学习情绪管理类课程

4.练习笔者学术体系独有的身心柔术

前文已有所介绍,练习松静身心柔术对降低烦恼是有效的。但是,在笔者的学术体系中,减肥除练习松静身心柔术外,还需练习特意配置的减肥身心柔术。这些内容会在笔者专门讲授身心柔术的专著中详谈。

第三节 胃溃疡与十二指肠溃疡的心理干预

胃溃疡与十二指肠溃疡：主要是指发生在胃部和十二指肠球部的慢性溃疡，是全球最常见的疾病之一。据数据统计，人群中这一疾病的发病率可高达10%。

一、胃溃疡与十二指肠溃疡心理因素的主流观点

目前，主流观点认为胃溃疡与十二指肠溃疡的发病是多因素互相作用的结果，焦虑、紧张等心理因素，不良生活方式，消化系统动力异常，遗传因素，口服非类固醇抗炎药都可致病。生理上消化道黏膜损伤和修复失衡是直接发病原因。

通过查阅各类文献，学术界认为胃溃疡与十二指肠溃疡的心理因素主要有以下三种。

1. 长期焦虑是引起胃溃疡与十二指肠溃疡的最主要原因

所谓焦虑指的是对未来的事情有担忧。需要特别指出的是，少量的焦虑是行动的动力，也会在一定程度上提高免疫力，完全没有焦虑，行动的动力也会消失。

焦虑过度，对未来的担心过度，反而会让免疫力下降，因负面情绪和对未来的恐惧，行动力也会下降。同时，过度焦虑造成的肌肉、神经紧张及胃酸分泌过多，也会导致溃疡等疾病。

根据文献数据统计，胃溃疡与十二指肠溃疡的84%初诊患者和80%复发患

者,前1周都有严重负面的生活事件刺激。笔者估计,这些严重生活事件多半与生存安全感不足有关。

2. 易焦虑人格

McIntosh等(1983)、Langeluddecke等(1987)和Piper等(1993)多位学者都发现了有焦虑特质的人和高神经质的人容易患胃溃疡与十二指肠溃疡。不过笔者认为:易焦虑人格发生作用又与导致生存安全感的事件有关,易焦虑人格只不过放大了这种焦虑感,而易焦虑人格的形成,多数是长期处于不安全状态,导致个体对外反应模式固化的结果。

3. 易焦虑职业

从事易焦虑职业如高管、警察、记者、空中交通管制人员、驾驶员、急诊科医师等,长期处于紧张状态的人群,溃疡发病率要明显高于其他人群。

二、笔者学术体系对胃溃疡与十二指肠溃疡心理因素的主要观点

笔者认可胃溃疡和十二指肠溃疡的心理因素常见有焦虑问题,但认为本质的问题是个体的安全感不足。因此,主要观点是:生存安全感不足导致焦虑,是胃溃疡与十二指肠溃疡的首要致病因素。

父母关系不和、父母之一或两人缺位、从小颠沛流离、战争、地震、饥荒、离婚中经济条件较差一方等导致潜意识担心无法生存,不知不觉潜意识指挥消化系统提高吸收效率,胃酸分泌过多,导致溃疡;并且笔者认为,来访者潜意识倾向于用肠胃病症表达自己的不满,而不是用语言表达自己的不满。因此,训练个体用语言表达不满是很重要的,经常采用宣泄方法排遣不良情绪。

另外,笔者认为完美主义倾向也是胃溃疡与十二指肠溃疡心理因素。在胃溃疡与十二指肠溃疡患者中,完美主义倾向很常见。所以破坏或者解构来访者的完美主义倾向是很重要的。

而隐藏在完美主义倾向背后的，又常常是潜意识自我价值感低，所以在催眠状态输入来访者的优点和价值感，也是很重要的。

三、胃溃疡与十二指肠溃疡非心理致病因素

1. 不良生活习惯

许多学者调查发现，吸烟、长期无节制地大量饮酒、喝咖啡、喝浓茶等行为容易产生胃溃疡与十二指肠溃疡，但是笔者认为安全感不足的人容易大量饮酒、喝咖啡、吸烟、喝浓茶来缓解焦虑，

许多学者还发现，不吃早餐、高盐饮食、饮食和睡眠不规律、过度劳累等习惯会影响溃疡的发生、发展。但笔者同样认为这些是导致焦虑同一原因的伴生物。

2. 幽门螺杆菌

幽门螺杆菌可能与溃疡有关。1982年，Warren和Marshall分离出幽门螺杆菌，而后出现了"无幽门螺杆菌就无溃疡"的观点，但研究表明，只有15%的携带者会发生溃疡，证明幽门螺杆菌与溃疡的发生有关，但无必然性。另外，笔者发现焦虑的人免疫力容易下降，提高了幽门螺杆菌产生症状的概率。

3. 其他原因

药物作用：长期服用非类固醇抗炎药、糖皮质激素、西罗莫司等药物易发溃疡，但停药后多缓解甚至自愈。其他常见原因如胃酸与胃蛋白酶分泌过量、胃黏膜修复功能减弱等生理现象都是溃疡发生的直接原因，但并非根本原因，有研究显示这些物质的分泌异常和失衡也与心理状态关系密切。

四、胃溃疡与十二指肠溃疡的心理干预实务

在胃溃疡与十二指肠溃疡的治疗方面，国内的治疗方式较国际先进水平还有很大的距离。有求医经验的患者会知道，即使是北上广的著名西医、中医医师，治疗的主要方式仍然是单一的生理性药物治疗，治疗着眼于消除病因、缓解

症状、促进溃疡愈合、防止复发和并发症等。主要有药物治疗幽门螺杆菌、改变吸烟等不良行为习惯,制酸剂、抗胆碱药物及 H_2 受体阻抗剂、质子泵抑制剂、胶体铋剂、胃泌素受体拮抗剂和抗感染药物等都要根据情况使用。稍有经验的医师也会模糊地提醒患者,要保持心态放松、开心,但他们给出的建议都是模糊的、没有操作性的,没有具体可行的办法告诉患者如何保持放松愉悦的心情或如何缓解焦虑。需要明确指出,这种把胃溃疡与十二指肠溃疡当作纯粹的生理性疾病的治疗观念是非常落后的,是没有深入、全面研究此类病症发病原因造成的。在考虑了以上所列的心理因素后,笔者赞成药物治疗加心理干预双管齐下的方法。

1. 对来访者要做心理诊断

需采用人格量表和情绪量表判断患者是否存在焦虑人格或情绪,了解患者存在的应激因素、情绪状况、个性特征、成长环境、社会支持、有无吸烟等行为方式及遗传特点等。在心理诊断的基础上,再进行心理干预。

2. 催眠调整来访者潜意识

催眠疗法是较快速、有效、持久地改变潜意识治愈胃溃疡与十二指肠溃疡的手段。根据患者的不同情况,催眠提高来访者安全感,忘却或淡化过去的记忆,可降低患者的焦虑情绪、指挥潜意识降低身体及胃部紧张感,减少胃酸分泌,停止用肠胃表达个体意见等。实验表明,在患者敏感性高的情况下,10次左右即可从心理、生理上大大缓解溃疡情况。

3. 大喊训练

由于笔者认为多数胃溃疡与十二指肠溃疡来访者存在用肠胃病表达自己意见的坏习惯,所以比较喜欢训练来访者用大喊的方式表达自己的意见,要求来访者在众人面前使劲地大喊,四个要点如下。

（1）大喊：我停止用肠胃表达意见,我要用嘴巴表达意见,胃溃疡与十二指肠溃疡走开,走开,走开!

（2）一定要手指前方,同时目视前方;

（3）在场人数最好多于5人；

（4）每天一次，连续10天。

4. 学习情绪管理类课程

5. 行为主义心理干预

溃疡患者的情绪反应主要是焦虑，这类人群常常会压抑自己的情绪，胃溃疡与十二指肠溃疡可看作患者表达情绪的不良方式。针对此原因，当患者出现反复性溃疡时可用惩罚的方式让患者潜意识意识到这种方法是错误的，同时要引导患者用语言或文字等形式及时表达自己的情绪。

比如，笔者经常让来访者每天反馈今天难受的状况，若感到难受便罚款，若有好转笔者给其奖金，前提是来访者是诚信的，对罚款、奖金数额也是敏感的。如果对方胃痛了，谎称胃没痛，获得了笔者的奖金100元，会导致病症更加严重。另外，如果来访者是亿万富翁，每天奖罚几十元或者100元就没什么用。

6. 练习笔者学术体系独有的身心柔术

前文已有所介绍，练习松静身心柔术对降低烦恼是有效的。大量的实例证明，松静身心柔术对降低胃溃疡与十二指肠溃疡发作概率是有效的，但是，在笔者的学术体系中，对缓解胃溃疡与十二指肠溃疡发作更为有效的是龟形身心柔术或者缓解胃溃疡与十二指肠溃疡身心柔术。

龟形身心柔术或者缓解胃溃疡与十二指肠溃疡身心柔术都难以仅凭看书学会，但仔细阅读本书的松静身心柔术，存在着学会的可能性。要学会龟形身心柔术或者缓解胃溃疡与十二指肠溃疡心身柔术身心柔术，那要看读者和笔者的机缘了。

7. 解构或者破坏来访者的完美主义倾向

笔者有时遇到极端的完美主义倾向非常严重的胃溃疡患者，他们一旦胃痛就在床上打滚，三甲医院治了十几年也治不好。笔者会指令其故意把自己的房间弄乱，故意不洗衣服，一段时间内故意不洗澡等，来访者初期是非常不情愿的，但是破坏了来访者完美主义倾向后,来访者胃痛、肚子痛的症状明显缓解。

破坏完美主义倾向常用的其他办法还有:穿破衣服、打扮成更低收入阶层。

另外,有的专家发现,使用多塞平、丙米嗪等抗抑郁药物来治疗胃溃疡、十二指肠溃疡,4周的有效率达到了46%～86%,有些顽固难以治愈性的溃疡也有所好转。这进一步证明了,胃溃疡、十二指肠溃疡与抑郁、焦虑的高相关性。但由于笔者不是研究药物治疗的,也没有用药的法定权利,导致可能不知不觉有着选择性信息吸收和选择性信息遗忘,所以从来没有建议来访者去医院开处方用药。

第四节　原发性高血压的心理干预

高血压是一种典型的心理因素和生理因素共同致病的心身疾病。但2020年的中国，门诊医师对于高血压的治疗，很少采用心理干预的方法，也缺乏心理干预的具体手段。大量实证研究发现：心理干预与药物治疗共同进行效果比纯粹药物治疗效果要好。

> **高血压**：以体循环动脉血压［收缩压和（或）舒张压］升高为主要特征（收缩压≥140毫米汞柱，舒张压≥90毫米汞柱），可伴有心、脑、肾等器官的功能或器质性损害的临床综合征。

高血压分为原发性高血压和继发性高血压。经过医院的检查，能够发现导致血压升高的确切病因，称之为继发性高血压；否则，无法明确导致血压升高的确切病因的高血压，学术界称为原发性高血压，一般又称为高血压病。高血压人群中多数为原发性高血压，但明确诊断原发性高血压，需首先排除继发性高血压。就2020年而言，学术界一般认为：原发性高血压占高血压人群的90%～95%。

一、多数学者对于原发性高血压病因的观点

多数学者认为，原发性高血压的病因主要有心理因素、遗传因素、饮食及不良生活方式三种。

162

1. 心理因素

越来越多的研究发现,心理因素可导致原发性高血压。这些心理因素有很多,比如安全感高度不足、烦恼过多、好胜心太强、恨意及攀比。高血压患者中有上述一种负面情绪或者几种负面情绪的人明显比社会平均水平高很多。

2. 遗传因素

该病有明显的家族聚集性,约60%的原发性高血压患者可询问到高血压家族史。父母一方为高血压患者,子女的发病率约为25%;父母双方均为高血压患者,子女发病率可达40%。相反,双亲血压均正常者,其子女患高血压的概率仅为3%。造成这种现象一方面是基因遗传,另一方面是生活方式模仿。哪个因素是主要因素,一直是争论不休的问题。

3. 饮食及不良生活方式

原发性高血压发病与高钠饮食、超重、肥胖、缺少运动、大量吸烟、酗酒和生活不规律等因素有关。

肥胖跟高血压有密切的相关性,但很多人不知道的是:绝大多数人肥胖主要是由心理因素引起的。笔者使用催眠和身心柔术及认知疗法干预减肥,效果非常显著,而一般高血压兼肥胖者,笔者一般都建议他必须减肥,肥胖高血压患者的心理干预,减肥是其中极其重要的一环。

一般认为肥胖是高血压的因素,但笔者认为肥胖确实是高血压的因素,但另一方面,肥胖和高血压又是同一个原因的共同结果,这个原因就是心理状态负面。所以,纯粹运动减肥对降低高血压是有好处的,但是同时进行心理干预减肥,会发现比运动减肥对降压更有效。

二、笔者学术体系对原发性高血压心理因素的主要观点

笔者接触过大量患原发性高血压的来访者,通过对他们治疗过程的总结,发现了以下属于共性的心理问题。

1. 安全感不足

父母离婚的单亲子女、幼年经历过饥荒年代的个体、其他因素导致的安全感不足的个体，即使成年生活富裕，但他/她潜意识还是贫穷的，导致不知不觉地储备粮食，备战备荒，进而身体肥胖，伴随着高血压。

即使没有幼年安全感不足的经历，但成年后，工作岗位不安全时，比如销售系统的员工，销售指标升高，或者因环境变化，销售非常困难，个体常常会感到工作岗位不安全，潜意识会指挥个体多进食，以便应付未来的饭碗破碎，进而身体肥胖，伴随着高血压。

2. 个体烦恼过多

个体都有追求幸福远离痛苦的本能。当个体烦恼多时，就需要寻找快乐去对冲，而寻找快乐最方便的方式就是进食，所以烦恼多的个体，肥胖多，易患高血压。当然，这种对冲烦恼的方式是不科学的，根据萨提亚心理学的理论，子女常常会不知不觉模仿同性别父母的行为方式。这种以进食对冲烦恼的方式，很可能是模仿而来的。所以，很可能导致有的学者在高血压因素研究中，误认为是基因性的因素增高，实际上这种高血压可能不是基因遗传而来，而是后天模仿不良应对烦恼方式所致。当然，即使不考虑模仿因素，个体以进食对冲烦恼也特别方便，广义成本也最低，这里的广义成本包含时间、金钱、需克服的心理障碍等。

笔者传授学生对付烦恼的方式有很多，比如运动、打太极拳、笔者的身心柔术、催眠、学习情绪管理类相关课程……这些方法虽然更科学，但与进食相比，广义成本更大。所以许多个体最喜欢的方式还是以进食对冲烦恼。

3. 竞争心太强或仇恨心太重

人类早期，应该类似于动物，准备战斗时，血压就升高，调动能量，力图打倒敌人，而这种本能通过基因遗传下来，所以当人的竞争心太强或者仇恨心太重，或者心理上处于备战状态，血压就开始升高。

笔者成书时53岁，在大量的案例中观察到，竞争心太强或仇恨心太重的人容易得高血压。特别是把一些仇恨长期压抑在心底，情绪得不到宣泄，容易演化成高血压。竞争心太强或仇恨心太重的人,即便是很小的事情也容易去记恨,容易忽视他人的优点和帮助。个体对他人经常带着戒备和敌意,即使有的个体的竞争心或仇恨心并没有通过语言表露出来,但也容易导致人际关系高度紧张,亲戚关系疏离。而个体过长时间处于紧张状态,又进一步导致肌肉绷紧,血管收缩,血压升高。

4. 指责型人格

具备指责型人格的人潜意识里会把关注的焦点放在他人或者事物的缺点上,从而对他人或事物进行长期、大量的批评,并且认为评判他人是为了他们好。

指责型人格的人都容易更早得高血压、糖尿病、癌症和其他心身疾病,其中安全感较弱类型的指责型人格者,得高血压、癌症的概率比安全感较强型者要大得多。

5. 牛角尖型人格

在笔者观察的样本中,高血压也经常光顾牛角尖型人格者。

6. 计较型人格

计较型人格者也容易患心身疾病,特别易患高血压。

计较型人格者很重视微小的物质利益和微小的精神利益的得失。因此,他们容易产生烦恼、抑郁症、焦虑症,容易得心身疾病,如失眠、高血压、糖尿病、肠胃病、年纪不大得癌及便秘等。

7. 面子至上型人格

在笔者的样本中,面子至上型人格者常常会形成人际关系紧张和心理高压,容易得高血压。

8. 无才型控制人格

无才型控制人格是指领导欲望很高,喜欢当家作主,却没有领导才能。无才型控制人格有以下几个特点：① 这类人领导欲望常常无法从社会上得到满足，因此就把这种领导欲望施加到亲密人群身上，主要是家人身上，因为对家人有安全感，才可能实施这样的行为。对于距离远的人，因为安全感程度减弱，这种领导欲望程度也随之减弱；② 当无才型控制人格没有办法做主时，内心失落感巨大，非常难受，负面情绪体验很高；③ 无才型控制人格最常见的是强势的母亲，常常给亲密人群带来巨大的灾难。

根据笔者的观察，无才型控制人格人际关系空前紧张，烦恼很多，心理压力大，也容易患高血压。

9. 嫉妒攀比心高

所谓嫉妒攀比，就是选择和自己类型基本相同的人，进行单因素或少因素比较，而不进行全面的比较，比较的结果，通常都是自己吃了亏，造成强烈的负面情绪体验。

人们通常不会去和世界首富攀比收入，不会和总统攀比人生成就，也不会和不认识的人攀比收入。攀比一般发生在同事、同学、兄弟姐妹、邻居等之中。攀比给人造成的痛苦是巨大的、广泛的、深刻的，人际关系空前紧张，烦恼很多，心理压力大，也容易得高血压。

10. 责任感太强

责任感太强者经常把周围人的事情当作自己必须完成的事情，容易导致自己思考和关注的事情过多，造成沉重的心理负担，而且当个体无法完成这些事情时，心理会有较强的内疚感和焦虑感，烦恼增多。责任感太强者也是高血压经常光顾的人群。可能的原因是责任感太强导致个体长期处于精神紧张状态，血管和肌肉长期处于超常负荷状态，而且个体常常伴有焦虑感和内疚感，又进一步导致肌肉绷紧，血管收缩，血压升高。

11. 其他心理压力大者

心理压力大包括工作压力大，或者工作压力不大但自我要求过高造成心理压力大，或者社会对个体持批判态度。比如处于经济下行的环境时，个体心理压力也会增大,人际关系疏离,也会造成心理压力增高;再比如大城市邻居之间都互不往来,亲戚关系疏离,传统美好的感情都被物化等。心理压力大者容易得高血压,可能的原因同上。

三、原发性高血压心理干预实务

这里讲七种原发性高血压的心理干预实务,笔者主张综合使用。例如,同时用四或五种;若论单个效果,身心柔术和催眠效果比较好。

1. 对来访者做心理诊断

首先,须采用人格量表和情绪量表判断患者是否存在焦虑人格或情绪;其次,通过面谈了解来访者的成长环境、生存现状及遗传特点等;最后,摸清导致来访者高血压的心理因素,在心理诊断的基础上,再进行心理干预。

2. 催眠调整潜意识,改善心理紧张状况

其原理是在催眠状态下调整患者潜意识,消除或降低患者心理的负面人格、焦虑、攀比、恨意、好胜心太强及安全感高度不足等,从而达到缓解心理不良状态、降压的目的。其具体步骤与上文的介绍类似。

特别说明:上述潜意识错误是常见错误,但个体不一定同时具备四个错误,可能是集中的若干个,也可能是全有,还可能有上面没有提到的其他潜意识错误。如果个体是其他负面人格,心理干预者也必须仔细分析个体的潜意识,针对性地纠正错误。在催眠时,笔者有时也会用穴位,主要是太冲穴。催眠都是在第二天、第三天见效,也有当时见效的。

3. 练习笔者学术体系独有的身心柔术

前文已有所介绍,练习松静身心柔术对降低烦恼是有效的。大量的实例证明松静身心柔术对降血压是有效的,但是,在笔者的学术体系中,对降低血压更为有效的是龟形身心柔术或者降压身心柔术。

龟形身心柔术或者降压身心柔术都难以仅凭看书学会,但仔细阅读本书的

松静身心柔术,存在着学会的可能性。要学会龟形身心柔术或者降压身心柔术,那要看读者和笔者的机缘了。

4.学习情绪管理类课程

5.对字写小者强迫自己写大字

字的大小是心胸宽广与狭窄的潜意识的外显化。由于管道具有双向性,所以,写字也能暗示改变潜意识,字写小者强迫自己写大字,会迫使个体心胸宽广,长期坚持之下有一定的心理干预作用。

6.松弛反应训练

在原发性高血压干预中,运用到的行为干预法主要有松弛反应训练并结合生物反馈。松弛反应训练是一种通过自我调整训练,由身体放松进而导致整个身心放松,以对抗由于心理应激而引起交感神经兴奋的紧张反应,从而达到消除紧张和焦虑的行为训练技术。在运用松弛训练过程中,结合生物反馈法,用电子仪器记录患者通常无法感受到的血压信号,继而达到患者自我调节及辅助降压治疗的目的。

第五节 不孕不育与易流产的心理干预

不孕不育与易流产分为不孕症和不育症两大类情况。

育龄夫妇同居1年以上，有正常性生活，在没有采用任何避孕措施的情况下，未能成功怀孕称不孕症。

虽能受孕但因种种原因导致流产、死胎而不能获得存活婴儿的称为不育症。

一、不孕不育与易流产原因的传统学术观点

1. 生理病因

女性不孕与易流产的生理病因主要有：① 阴道闭锁，中隔，生化环境改变等阴道因素；② 宫颈糜烂，狭窄，息肉，肿瘤，粘连，内口松弛等宫颈因素；③ 子宫发育不良或畸形等子宫因素；④ 输卵管过长，狭窄或炎症；⑤ 卵巢因素；⑥ 下丘脑发育问题导致的内分泌失调；⑦ 先天性生殖系统发育不全；⑧ 血型不合导致的免疫性不孕；⑨ 其他因素如营养障碍、代谢性疾病、慢性消耗性疾病、单纯性肥胖等全身性因素。

男性不育的生理病因主要有：① 无精或精过少等精液异常；② 附睾及输精管结核可使输精管阻塞，精子运送受阻；③ 免疫问题导致产生对抗精子的抗体；④ 垂体、甲状腺及肾上腺功能障碍；⑤ 性功能异常。

2. 心理因素

研究发现，不孕不育与易流产患者的人格特征由于受社会、生理、心理等综

合因素的共同影响，往往倾向于固执、多疑、焦虑、内向、神经质及内疚感等。国外医学心理学家用人格量表研究发现，在人格特征上，不孕不育与易流产妇女在怀疑、内疚感、敌意方面评分明显高于生育正常的对照组。

临床数据表明：慢性功能性不排卵的妇女，皮质醇分泌增多，且对促肾上腺皮质激素释放激素的反应迟钝。长期紧张、焦虑不安、恐惧、忧郁、严重的挫折感等负性情绪，可能影响下丘脑促性腺激素释放激素的分泌，导致排卵障碍、输卵管痉挛、宫颈黏液改变、盆腔淤血及性功能障碍，造成不育或影响不育的治疗。

二、笔者学术体系关于不孕不育与易流产心理因素的观点

不孕不育与易流产的心理原因相当复杂，在不同社会文化中或同一社会的不同时间阶段，其原因都会发生变化。这里列举10种最常见的心理原因。

需要提醒读者，以下10种心理原因都是存在于个体潜意识层面的，而潜意识的特点是控制着人的生理、心理、认知、行为、情绪，自己却不知道。因此，当直接问患者是否是这些原因导致的不孕时，她/他大概率是意识不到的。

1. 早年亲子关系不佳

早年时亲子关系不佳，容易导致成年后不孕不育易流产。如一个女孩有一个非常暴力的父亲，成天打人，或遇到一个母亲高强度、大剂量、长时间指责子女。那么，这个女孩的潜意识就会认为自己的童年非常不幸，同样会泛化地认为，自己有了子女以后，他们也会经历这样痛苦的童年。

因此，为了保护自己的孩子，不让孩子遭受同样的痛苦，潜意识会指挥自己的生理异常，形成不孕不育与易流产。

2. 矛盾冲突较多的单亲家庭的子女

统计数字显示，单亲子女的不孕不育易流产率明显比社会平均水平高。这是因为单亲子女早年经历痛苦的童年的概率更大，如父母在一起时经常大声量、高强度地吵架，离婚后因为缺少父母中一方的关爱，导致安全感、价值感不足等。单亲子女潜意识会深切地认为自己的童年是不幸福的，而且会泛化地认为，自己

有了子女以后,他们也会经历这样痛苦的童年。

因此,这类单亲子女潜意识出于保护自己孩子的天性,不让自己的孩子遭受同样的痛苦,便不愿生育小孩,潜意识会指挥自己的生理异常,于是便更容易形成不孕不育与易流产。

3. 早年有过度困苦的经历

个体的早年有过度困苦的经历,如早年家境特别贫寒,别人吃面自己在吃糠,别人可以穿新衣服,自己连打补丁的衣服都没几件,物资极度匮乏;父母过早离世,自己缺少成年人照料或照料人对自己很不好,历经艰难才生存下来;社会出现巨大动荡,导致自己安全感严重不足……这种情况下,个体的潜意识也会错误地认为孩子出生后,也会经历这样巨大的痛苦,于是指挥自己不孕不育与易流产。

4. 对女性身份不认同

女性对自己的身份不认同,在潜意识里不希望自己是女孩,也会容易不孕不育易流产。

有些女性出于基因或后天某些因素的影响,其潜意识会认为自己是男性,而怀孕是女性的标志性特点之一,因而潜意识会指挥自己不孕不育易流产或降低怀孕的概率。

有些女孩早年受到家庭重男轻女思想的严重明示或暗示,父母整天在自己耳边唠叨、抱怨,你要是个男孩该多好。这样的女孩即使表面上会反抗父母所说的话,认为自己是女孩子也挺好,但潜意识受到长期、反复、大强度的明示暗示已经深刻地觉得自己应该成为一个男孩子,为了达到这一目的,潜意识同样会指挥自己不孕不育易流产或降低怀孕的概率。

5. 女性觉得生育会对自己的事业有严重阻碍

对女性而言,生孩子事实上是个非常耗费精力、时间的事,有些对工作极其重视的职场女性,意识和潜意识里会认为,怀孕、哺乳、养育孩子的过程会消耗自己过多的精力、时间,会对自己的事业造成严重的影响。因此,不愿意怀孕生育,潜意识同样会指挥自己不孕不育易流产或降低怀孕概率。

6. 女性觉得生育会对自己的身材有严重破坏

有些对外貌、身材特别在乎的女性在意识和潜意识里会认为生孩子以后，自己的身材会严重变形，因而潜意识会指挥自己不孕或降低怀孕的概率。

7. 对社会做整体的、严重的、长期的否定判断

有的人对于目前所处的社会抱有强烈的负面情绪，认为活在这个世界上只有痛苦，潜意识认为把孩子带到人间是不负责任的，是害了孩子，于是潜意识指挥生理功能发生相应的变化，导致不孕不育易流产。

8. 个体过去因怀孕形成严重的负面情绪体验，潜意识有创伤性记忆

比如，有个男性，曾经因为恋爱使女性怀孕，打了胎，又分了手，女性敲诈了这个男性400万元人民币分手费。从此，该男性灵魂深处有了创伤：怀孕是非常可怕的，导致精液中精子含量过低，形成不孕症。

还有的女性，过去因怀孕而多次打胎，非常痛苦，而且落下了一些后遗症，潜意识也容易指挥她不孕不育易流产。

9. 伴侣不爱对方

当伴侣不爱对方时，容易形成不孕不育易流产。当伴侣不爱对方时，潜意识不希望与伴侣有子女，会指挥生理系统出现一系列异常，来阻止怀孕的发生。男性不爱对方，潜意识会指挥精子数量下降、活力减少；女性不爱对方时，潜意识会指挥排卵异常，如卵子不成熟，甚至不排卵，即使怀孕了，也会指挥如孕酮下降或意外发生，导致流产。

有的人，特别是女性对怀孕是矛盾的，一方面爱老公的程度比较低，不愿意怀孕；另一方面，又认为作为女人是必须怀孕的。两种潜意识打架，如果怀孕潜意识占上风，不孕症概率就低一些，如果不愿意怀孕潜意识占上风，大概率会发生不孕症。

10. 女性虽然爱男性，但对男性和婚姻有深刻的不安全感

有的女性虽然非常爱男性，或者男性过于优秀，或者男性过去经常劈腿，或

者女性父亲因为出轨而离婚,或者她周围的同学朋友离婚太多了,或者前面谈了多任男友,全是被男人抛弃而结束恋情……导致女性对婚姻有深刻的不安全感,对抚养孩子没有信心,潜意识觉得把孩子带到人间是不安全的,是对孩子不负责任的,导致不孕。

特别要提醒的是:造成心理性不孕不育与易流产的原因还有很多,上面只是常见的10种。

三、不孕不育与易流产的心理干预实务

1. 催眠心理干预

催眠干预不孕不育与易流产首先要分清导致不孕不育与易流产的具体心理因素,然后对症调整来访者潜意识,不能使用统一的内容,本书虽然列举了常见的10个原因,但有时不孕不育与易流产的心理原因会跳出这10种之外,必须针对性地设计心理干预方案。另外,需要提醒的是,有时导致不孕不育与易流产的心理原因并不是单一的。

2. 练习笔者学术体系独有的身心柔术

前文已有所介绍,练习松静身心柔术对降低烦恼有效的,大量的实例证明松静身心柔术对不孕不育与易流产是有效的。但是,在笔者的学术体系中,对不孕不育与易流产更为有效的是龟形身心柔术或者促孕身心柔术。

龟形身心柔术或者促孕身心柔术都难以仅凭看书学会,但仔细阅读本书的松静身心柔术,存在着学会的可能性。要学会龟形身心柔术或者促孕身心柔术,那要看读者和笔者的机缘了。

3. 学习情绪管理类课程

第六节 癌症的心理干预

肿瘤是机体的细胞在各种致癌因素的影响下,基因对细胞正常的生长调控失去控制,发生了严重紊乱,使得细胞异常增殖,常表现为局部机体出现异常组织团块。近年来,随着技术进步、生活改善,疾病谱和死亡谱发生改变,肿瘤尤其是恶性肿瘤(即癌症)已经成为目前最常见的死亡原因之一。中国数据显示,2018年新发恶性肿瘤380.4万,死亡229.6万,死亡新增比60.357%;2019年,新发恶性肿瘤392.9万,死亡233.8万,死亡新增比59.506%,从数据上看,我国癌症发病率正处于快速上升期,但治疗水平也在上升。2015年,中国癌症患者5年存活率是40.5%。

2018年,美国新发恶性肿瘤173万,死亡60.9万,死亡新增比35.2%,美国癌症5年存活人群超过1 690万人,除肺癌外,5年存活率在68%以上。

中美在癌症治疗水平上有很大的差距,其中最大的差距之一是美国的癌症治疗中心理干预程度大大高于中国。

一、癌症致病心理因素的主流观点

总体而言,肿瘤的发生原因非常复杂,包括心理因素、致癌物质刺激、年龄及遗传因素等。

第一,长期负面情绪提高癌症患病率。

情绪指的是任何动物受到刺激后,经过意识和潜意识的判断后,而产生的行为、生理变化和对事物态度的主观体验。长期负面情绪可以提高癌症获得率。

公元二世纪时，希腊医生盖伦在治疗中就发现，患乳腺癌的妇女情绪抑郁的概率更高。根据这一观察他提出癌症可能与情绪有关。1981年，Shekelle等对2 018名男性职工进行了一项历时17年的研究，在排除了烟、酒、体重、血脂、家族史等因素后发现抑郁情绪高的人群死于癌症的概率是低抑郁者的2.3倍。还有更多研究结果表明，有抑郁、焦虑情绪的人群发生癌症的概率更高。

另外，Lesen（1958）及Gassman（1963）发现，童年亲情丧失提高了癌症患病率，老年无望情感如离婚、丧偶、失业也提高了癌症患病率。

第二，人格与肿瘤的关系。

人格是指相对稳定的对外界反应的总体心理倾向。人格对癌症的发生有一定影响（在学术界这一问题还有争论）。Temoshok首先提出了易患癌症的人格，即C型人格，该类型人格有以下特征：① 不善于表达和宣泄焦虑、抑郁情绪，尤其是会竭力压制本该发泄的愤怒情绪；② 行为上表现为过分屈从，过分克制、回避矛盾、忍耐、依顺、合作性强等。这种人格类型者，会因为过度在乎他人需要、害怕得罪人而放弃表达、放弃争取自己的需要，常自觉无法应付生活中的各种事件、压力而出现绝望感。这种人格类型者患癌的概率比对照组人群高3倍以上。

另外，大量研究也显示：① 抑郁倾向高的个体更易患癌症，抑郁也会加快癌症的恶化；② 癌症患者更倾向于将愤怒等负面情绪隐藏在心，这种隐藏是下意识的，本人并意识不到；③ 人际关系非常淡漠者，自感孤独者患癌的概率更高；④ 对周边人群怀有敌意或情绪不稳定者患癌的概率更高。

第三，严重负性生活事件导致的心理问题。

严重的负性生活事件会使个体处在焦虑或抑郁状态，这种心理状态会抑制免疫系统，导致肿瘤出现。这些重大负面事件包括但不限于失去亲人、丧偶、离婚、家庭不和、劳累过度、人际关系不和谐、工作变动、性生活障碍、睡眠重大改变、夫妻严重矛盾等。有研究显示，与非癌症患者相比，癌症患者之间有众多相似之处，常见但不限于以下几类：① 童年时期因为与父亲、母亲或双亲关系紧张，甚至敌对导致自感童年悲凉、孤独、孤立；② 青年时代性格内向，在工作和生活中情绪不易表露；③发生如痛失爱子、配偶死亡等重大事件后无法补偿，由丧失变为无望的抑郁。

现代生理学研究表明，严重负性生活事件会使下丘脑-垂体-肾上腺轴引起血液中糖皮质激素升高、交感神经系统、各类肽类物质和细胞因子活性改变使得自身免疫系统功能下降，增加致癌因素对某种人群的作用强度，使得一些细胞发生癌变，最终形成癌症。

从潜意识角度分析，为什么上述人员容易得癌症？

这是因为这些人都活得比较痛苦，或者活的价值感不大，可能导致潜意识指挥免疫系统活力减弱，获得癌症的概率上升。

笔者观察到：特别是65岁之前得癌症的人中，心理负面状态的人比例特别高；越是年轻得癌症者，心理负面状态的比例越高。所以，笔者倾向于认为：年轻得癌是由于生存意义感不足导致的慢性自杀。

相反的现象是：为什么诺贝尔奖获得者平均寿命更长？

一项对1901—1950年诺贝尔获奖者的寿命研究，得出如下结论：

诺贝尔获奖科学家的平均寿命为74.7岁，说明诺贝尔获奖科学家是长寿的。因为到1950年，世界发达国家的人均寿命也才65岁。而几位寿命较低的获奖者多为意外或人为原因导致死亡。例如，居里先生，47岁，死于车祸；班廷，50岁，因飞机失事而去世。

一种意见认为，他们更聪明，主动获得的医学知识更多，所以长寿。

还有意见反对上述说法，理由是许多国家的医师的平均寿命反而低于社会平均寿命。这种意见认为，诺贝尔奖获得者长寿不是因为医学知识多，而是他们对自己更满意，价值感强，自认为自己活得长寿对社会有用；社会也确实明示或暗示他们要活得长寿，社会需要他们，这就导致潜意识指挥免疫力更高，因而长寿。

这些都似乎表明心理因素对癌症有着重要的影响。

遗传与癌症的关系是个争论不休的问题,其实癌症的发生是多种因素综合作用的结果,所以对于有家族史的高危人群,更应该减少外在诱因,降低自己患癌的可能。

二、笔者学术体系认为的主要心理致癌因素

笔者的总体观点是:生存意义感不足和价值感不足的人得癌概率大大高于社会平均水平。当人的生存意义感和价值感不足时,潜意识指挥免疫力下降,导致免疫力不足以消灭新生的肿瘤细胞,肿瘤细胞不断聚集,形成癌症。特别是年轻得癌症者这种现象非常明显。

在本书有关高频率感冒章节也提到,生存意义感不足和价值感不足的人容易感冒,也容易得抑郁症。这三者的区别之处在哪里呢?主要是:就多数年轻癌症患者而言,生存意义感不足和价值感不足程度更高。抑郁症的生存意义感不足和价值感不足处于中间程度,高频率感冒生存意义感不足和价值感不足处于第三程度位置。当然这三者之间,界限不是那么清晰的,也不是绝对的,常常是交叉存在的。

(1)利己利他极度不平衡的人容易致癌:即特别自私的人和特别利他的人都容易得癌。特别自私的人,人际关系紧张,社会排斥他。特别利他的人,责任感过度,活得太累,觉得活得没意思,不想活得太久,这样的人也容易得癌。

(2)指责型人格、牛角尖人格、计较型人格、回避型人格、面子至上型人格、焦点负面人格、无才型控制人格都容易得癌。主要是社会适应不良,遭到社会排斥,导致生存意义感和价值感不足,容易得癌。

(3)个体意识或者潜意识自认为犯了巨大过错的人容易得癌,这种巨大错误可能是自认为的误区,也可能是真实存在的。

(4)性压抑的人容易得癌,因为性压抑和基因遗传本能矛盾,潜意识觉得生活失去意义感,所以容易得癌。

(5)感到赚钱非常困难,生活很艰难的人,觉得活得没意思,容易得癌。

(6)工作压力极大,感到生活无趣的人,容易得癌。

（7）在感情上遇到巨大挫折，无价值感非常严重，容易得癌症，尤其是女性。

（8）从小父母离婚，被父母一方或者双方抛弃；或者非离婚父母之一离家出走，个体无价值感严重，容易得癌。

（9）孤独感强烈的人容易得癌。孤独感强烈，导致生存意义感不足，所以容易得癌。这种孤独感是指心理感觉，不是指实际陪伴者多不多，有的个体，周边人很多，但他指责性人格非常厉害，导致大家都和他保持心理距离；还有的人，怀疑心极高，虽然周边人流不断，也会感到非常孤独；又有的人，斗争心极强，即使周边人多，也会感到非常孤独，这叫自陷孤独心理状态。

（10）被超级权威人士否定，比如被伟大领袖级别的权威人士否定，容易产生生存意义感和价值感不足，容易得癌。

（11）被社会高强度明示暗示否定的人，容易得癌。比如，"文革"中被经常批判的人。

（12）其他，生存意义感不足和价值感不足的人容易得癌。

笔者在这里讲容易得癌有两层含义：首先是指患病概率升高，其次是指年龄提前。

三、生癌后来访者的心理现象

据笔者的经验，了解生癌后来访者的心理状态对提出正确的治疗方案是有利的。在此列举10种较常见的心理现象。

1. 震惊

主要是来访者刚得知自己得癌，感到极度震惊，处于一种"绝症灾难"的心理休克状态中，这是一种大概率反应，但严重的可以迅速进入衰竭状态，免疫力崩溃，很快濒临死亡，这就是所谓被癌症吓死而不是死于癌症本身的人。因为很难区分出癌症死者多大程度是吓死的，多大程度是癌症本身导致的，所以没有查到学术界的确切统计数据，但是民间有1/3癌症患者是被癌症吓死的之说。这当然是不准确的，但可以推知，被吓死的癌症患者数量是很大的。笔者的经验是，在这个阶段，对其采用催眠手法进行有力的干预，指出癌症的可治性,充分阐述现代医疗科技的发展,明确告知许多人并不是死于癌症而是被癌症吓死,可以大大改善来访者心理状态,延长寿命,效果是极其明显的。

2. 否认

部分人震惊过后就进入了否认状态,以回避的方式,保护自己的心理安全。只要来访者不抗拒医院治疗,这种否认状态有一定的益处。对癌症半信半疑的患者寿命要长一些,但否认导致拒绝医院治疗,就会缩短寿命。

3. 迁怒他人

部分癌症患者,会错误地把得癌的原因归罪于丈夫、妻子、子女等亲人甚至医务人员,这样他们仿佛就会好受些。指责型人格、牛角尖人格者常有此现象。而在65岁前的癌症患者中,指责型人格、牛角尖人格是比较常见的。这种消极的心态,对癌症治疗是不利的。

4. 谴责自己

部分癌症患者,受到坏人才得癌症的社会暗示,生活在自我谴责中,认为自己做错了事,癌症是上天对自己的惩罚。这种心理状态会大大缩短寿命。

5. 悔恨

部分癌症患者悔恨自己不注意养生、抽烟喝酒打麻将太多、过于拼命工作,或者贻误了治疗机会,感叹老天无眼,怨天尤人,唉声叹气。这种状态对治疗也是不利的,也会大大缩短寿命。

6. 恐惧

这是癌症患者常有的心理状态,恐惧离世,恐惧和亲人分离,恐惧化疗不良反应,恐惧癌痛,恐惧手术风险,患者可能表现为哭泣、警惕、挑衅、冲动等,这种状态对治疗也是不利的,也会大大缩短寿命。

7. 钻牛角尖式追问

这类癌症患者本质是一种轻度强迫症。他会反复思考、追问、讨论一个问题：为什么是我得癌症，我又不是坏人！有的人还会拿出以前的先进工作者的奖状，反复追问医师：为什么我得了癌症。轻度的钻牛角尖式的追问无可指责，如程度过高，对治疗是不利的，也会大大缩短寿命。

8. 沮丧

这也是种常见心理状态，表现为萎靡不振，经常流泪，丧失日常生活规律，情绪十分低落，处于极度抑郁状态。这种状态对治疗也是不利的，也会大大缩短寿命。

9. 多疑

怀疑心大大增高，风险放大，稍有不舒服就感觉癌症转移，甚至部分人小便少一点、多一点，大便硬一点、稀一点，都会大惊失色，或者认为癌症转移到肾了，或者认为有肠癌了，有时候还会怀疑医师开错了处方，儿女找错了医师。癌症患者稍微有点多疑是没关系的，也是正常的；如果程度太高，则对治疗不利，也会大大缩短寿命。

10. 接纳

知道事已至此，顺其自然，无所谓悲喜，这只见于少数，这对治疗是有利的。

四、癌症心理干预实务

特别提醒：癌症心理干预必须和化疗、放疗、手术等传统医学手段同时进行，它和传统医学手段并不是竞争关系，而是联合作战关系，癌症心理干预可以大大提高来访者的生存质量，延长寿命。

1. 利用催眠调整潜意识中的生存意义感

这里所使用的催眠词是非统一的,必须根据个体的个性特点有针对性地调整潜意识。

举个例子,

假定来访者是由于家里长期闹婆媳矛盾,母亲和老婆的控制欲都很强。而来访者非常爱老婆,因为老婆曾经在事业上给来访者巨大的帮助,而且年轻时不顾家里人的反对,坚决嫁给了来访者;同时来访者的母亲是单亲母亲,来访者从小随母亲长大,对妈妈的感情也很深。由于婆媳矛盾,妈妈经常离家出走,出走以后又回来,同时妈妈参与夫妻个人私事太多,来访者还特别希望婆婆和媳妇共住一屋和睦相处。来访者自认为,作为男人,有摆平家庭矛盾的责任,没有摆平,就是自己的过错,对母亲、对老婆都有巨大的内疚感、罪恶感,觉得自己罪恶滔天,所以不配活在人间。结果进行慢性自杀,潜意识指挥免疫力下降,来访者41岁就得癌,像这种情况,要尽力解除来访者的罪恶感,调整他的潜意识。此时,催眠词的主要思想如下:

某某某,鞠老师(或者某老师,请注意催眠师千万不能自我称呼谦虚)见过许多人年纪轻轻就得癌症,而且婆媳矛盾都很严重,实际上这些人有个共性特点,就是认为自己有责任摆平婆媳矛盾,没有摆平婆媳矛盾就是自己的过错。

实际上,这种观点是完全错误的。鞠老师今年53岁,见过无数的婆媳矛盾,摆平婆媳矛盾是非常困难的。在婆媳矛盾中,得抑郁症和自杀的比例最高的,既不是婆婆,也不是媳妇,而是男人,受到婆婆和媳妇双方的攻击,所以抑郁症和自杀率最高。

婆媳矛盾,表面是为了用钱、家务、孩子教育……这些都是意识层面的,这些矛盾实际上是假的,潜意识是为了争夺对你这个男人的控制权。所以,婆婆和媳妇针锋相对,本质上是不可调和的。你家就是这种情况,你妈妈就你这么一个儿子,你从小都是听她的,现在来了另外一个女人,来领导你,分享你的爱,所以她受不了,而你老婆也非常爱你,天生又有领导欲望,两人都来争夺你这个男人的爱，这才是问题的实质，所以本质上是摆平不了的。

无法摆平婆媳矛盾，既不是你的过错，也不是你的能力差，更谈不上你对不起谁。但你误认为，这是你的问题，导致内疚感过强，得了抑郁症，而且自杀，只不过这是慢性自杀，令免疫力降低导致肿瘤细胞过度生长，你必须把这种误区消除。

现在你想象，把你的罪恶感，塞进一个包裹里，包裹绑紧或者拉链拉好，想象远处飞来了一架飞机，飞近了，我数到三，把装满罪恶感的包裹扔到飞机上，让它带走，一，准备扔包裹，二，准备扔包裹，三扔！包裹扔出去了，飞机飞走了，罪恶感小了，淡化了，甚至忘记了。

你必须重启你的免疫力，让免疫力升上去，你对妈妈和老婆负有好好活下去的责任，只有你好好活下去，你妈妈和老婆才能更幸福。

这次你得癌症，也会使她们关系缓和，鞠教授向你保证，我一定会使她们关系好起来（提醒：此处笔者之所以要强调自称鞠教授，是增强权威，让他潜意识相信婆媳矛盾能缓和），但你的潜意识用癌症解决问题是不可取的，绝对不能再使用这种办法。

特别提醒：核心是强化他的生存意志，许多年轻得癌的人，意识层面是非常想活的，潜意识层面是生存意志不足，生存意义感不足，意识与潜意识是矛盾的。

2. 练习笔者学术体系独有的身心柔术

3. 学习情绪管理类课程

4. 催眠缓解化疗不良反应

癌症化疗不良反应巨大，对癌症化疗进行心理干预，具有巨大的作用，效果出乎许多医师的想象。在此，我们举例如下。

第一个步骤：导入催眠状态。

第二个步骤:排黑气。

双指按住来访者风池穴,辅以催眠词如下。

我数到三,你就把烦恼、焦虑、病气和杂气变成一股黑气从头顶百汇穴排出去,排出去后很开心、很舒服、很愉悦。一,准备排黑气;二,准备排黑气,三,排!(在喊"排"的同时,手指顶住来访者风池穴,朝来访者头顶心方向一顶)

第三个步骤:缓解化疗呕吐。

辅以催眠词如下:

潜意识指挥,肠黏膜分泌的5-羟色胺降低,呕吐感减少,肠黏膜分泌的5-羟色胺降低,呕吐感减少,肠黏膜分泌的5-羟色胺降低,呕吐感减少,肠黏膜分泌的5-羟色胺降低,呕吐感减少,肠黏膜分泌的5-羟色胺降低,呕吐感减少!

第四个步骤:缓解头痛和头晕。

辅以催眠词如下:

潜意识指挥,脑动脉、脑静脉放松,脑动脉、脑静脉扩张,脑供血充分,脑子里每一个皱褶都放松,脑子里的毛细血管放松,脑供血更加充分了,头痛、头晕缓解了,甚至有点感觉不到了。

第五个步骤:缓解疲劳感。

辅以催眠词如下:

潜意识指挥,心跳起搏有力,全身供血充分,新陈代谢加速,疲劳的现象减少了,精神更好了(连续说两遍)。

第六个步骤:把第二至五个步骤重复5次。
第七个步骤:解除催眠。

6. 练习笔者学术体系独有的龟形身心柔术

龟形身心柔术在对抗化疗不良反应和提高免疫力方面有巨大的作用，笔者的龟形身心柔术设计起源就是为了缓解家母的化疗不良反应，但这个仅凭看书是学不会的，最好是由笔者亲自教，能否学会只能看机缘了。松静身心柔术也有一定的抗化疗不良反应的效果，但比较小，因为它设计的出发点就不是为了抗化疗。

7. 改变负面人格（如有）

癌症患者当中极端负面人格是比较多的，如有极端负面人格，本书第五章是对极端负面人格的批判，反复阅读、吟咏、抄写、宣讲有辅助心理干预的作用。但这些应该放在癌症状况好转有精力干此事时，才使用这个办法，主要是为了降低未来癌症复发率。

8. 学习情绪管理类课程

在癌症治疗好转后期，学习情绪管理类课程，具有广谱意义的，降低未来癌症复发概率的意义。

图书在版编目（CIP）数据

重返健康：六大典型心身疾病的心理干预实务/鞠强著. —上海：复旦大学出版社，2021. 9
（2021. 11 重印）
ISBN 978-7-309-15632-4

Ⅰ.①重… Ⅱ.①鞠… Ⅲ.①心身疾病-心理干预 Ⅳ.①R749. 920. 5

中国版本图书馆 CIP 数据核字（2021）第 073406 号

重返健康：六大典型心身疾病的心理干预实务
鞠 强 著
责任编辑/王 瀛

复旦大学出版社有限公司出版发行
上海市国权路 579 号 邮编：200433
网址：fupnet@ fudanpress. com http://www. fudanpress. com
门市零售：86-21-65102580 团体订购：86-21-65104505
出版部电话：86-21-65642845
上海丽佳制版印刷有限公司

开本 787×1092 1/16 印张 12 字数 189 千
2021 年 11 月第 1 版第 2 次印刷

ISBN 978-7-309-15632-4/R·1879
定价：70. 00 元